现代医学遗传学研究

张淑红　编著

中国纺织出版社

内 容 提 要

医学遗传学是非常重要的基础课程，其不但和生物学、微生物、生物化学、药理学、病理学、免疫学等一些基础医学关系紧密，还已经渗入到了各个临床学科中去，对于医学各专业学习都是非常重要的。

图书在版编目（CIP）数据

现代医学遗传学研究 / 张淑红编著.--北京 ：中国纺织出版社， 2018.11（2025. 1重印）
ISBN 978-7-5180-5726-9

Ⅰ.①现… Ⅱ.①张… Ⅲ.①医学遗传学 Ⅳ.①R394

中国版本图书馆 CIP 数据核字（2018）第 270062 号

策划编辑：于磊岚　　　责任印制：储志伟

中国纺织出版社有限公司出版发行
地址：北京市朝阳区百子湾东里 A407 号楼　　邮政编码：100124
销售电话：010－67004422　　传真：010－87155801
http: //www.c-textilep. com
中国纺织出版社天猫旗舰店
官方微博 http://weibo.com/2119887771
三河市悦鑫印务有限公司印刷　　各地新华书店经销
2018 年 11 月第 1 版　　2025 年 1 月第 2 次印刷
开本：710×1000　1/16　印张：9.25
字数：110 千字　定价：88.00 元

前 言

遗传病对人类健康的威胁日益严重。传染病得到或基本得到控制后，遗传病的相对发病率正在增长。据估计，1 岁以内的死因，先天畸形占首位；活婴中有遗传病者约占 24‰。约 10%的孕妇流产是因为染色体异常。3%的儿童有智力发育不全，其中 4/5 为遗传病引起。其次，人类遗传病的病种在不断增长。据 McKusick 统计，人类单基因病及异常性状，至 1993 年 11 月 1 日已达 6457 种。染色体畸变综合征在 100 种左右，加上异常核型近 1000 种。多基因病估计不少于 100 种。由于后者多为常见病，故人类约有 1/5～1/4 的人患有某种遗传病或与遗传有关的疾病。这不得不引起人们极大的关注。当然报告病种的增加，一方面是由于对遗传病认识水平的提高，对过去已存在的遗传病加以确认；但另一方面是基于研究方法的进步，从原有遗传病中分出了若干亚型。但无论如何，遗传病病种的增加仍是不容忽视的事实。

有些严重危害人类健康的常见病已证明与遗传因素有关。诸如肿瘤、糖尿病、动脉粥样硬化、冠心病、高血压病、精神分裂症等。过去有些不明原因的疾病，现已确证为遗传病。可以预料，随着这类疾病病因发病机制的进一步阐明，人们将从环境和遗传两个方面提出防治对策，这是一个正在开拓的广阔领域。

《医学遗传学》是医学生的一门重要的专业基础课程，医学遗传学不仅与生物学、生物化学、微生物及免疫学、病理学、药理学、组织胚胎学、卫生学等基础医学密切有关，而且已经渗入各临床学科之中，因而它对医学各专业的学习起着承上启下的重要作用。本课程是医学与遗传学相结合的一门边缘学科，研究人类遗传性疾病发病机制、传递规律以及诊断、治疗与预防。当前，医学遗传学已成为生命科学的前沿学科之一，是非常重要的课程。

医学遗传学是目前医学中最前沿的学科，也是新兴学科。是生命科学主要研究的课题。

医学遗传学主要利用DNA技术来研究疾病与基因的关系。开展新型的诊断技术和治疗方法。可以从分子水平为疾病的早期诊断，预防出生缺陷以及疑难杂症的诊断和治疗提供更高效的新型医学服务。包括基因诊断，转基因治疗等。笔者主要对现代医学遗传学进行了探究，撰成本书，希望能够帮助人们更好地控制遗传类疾病。

目　录

第一章　遗传病概述和医学遗传学发展方向

第一节　遗传病概述

基因的结构或表达调控异常则可导致遗传病的发生。按经典的概念，遗传病或遗传性疾病的发生需要有一定的遗传基础，并通过这种遗传基础、按一定的方式传于后代发育形成的疾病。因此，遗传病的传递并非是现成的疾病，而是遗传病的发病基础。而在现代医学中，遗传病的概念有所扩大，遗传因素不仅仅是一些疾病的病因，也与环境因素一起在疾病的发生、发展及转归中起关键性作用。因此，在了解医学遗传学时，既要把握经典的遗传病概念，也要对遗传病的新进展有所认识。但在本教材中，主要是以经典概念为线索展开讨论的。

一、遗传病的特点

作为以遗传因素为主要发病因素的遗传病，在临床上有许多特点。

（一）遗传病的传播方式

一般而言，遗传病与传染性疾病、营养性疾病不同，它不延伸至无亲缘关系的个体。就是说，如果某些疾病是由于环境因素致病，在群体中应该按“水平方式”出现；如果是遗传性的，一般则以“垂直方式”出现，不延伸至无亲缘关系的个体，这在显性遗传方式的病例中尤其突出。

（二）遗传病的数量分布

患者在亲祖代和子孙中是以一定数量比例出现的，即患者与正常成员间有一定的数量关系，通过特定的数量关系，可以了解疾病的遗传特点和发病规律，并预测新个体患病风险等。

（三）遗传病的先天性

遗传病往往有先天性特点。所谓先天性是生来就有的特性，如白化病是一种常染色体隐性遗传病，婴儿刚出生时就表现有“白化”症状。但并非所有的遗传病都是先天的，如亨廷顿病（Huntington disease，HD）是一种典型的常染色体显性遗传病，往往在35岁以后才发病。反过来，先天性疾病也有两种可能性，即有些先天性疾病是遗传性的，如白化病；有些则是获得性的，如妇女妊娠时因风疹病毒感染，致胎儿患有先天性心脏病。虽然患儿出生时有心脏病，但按传统概念来说它是不遗传的。

（四）遗传病的家族性

遗传病往往有家族性等特点。所谓家族性是疾病的发生所具有的家族聚集性。遗传病常常表现为家族性，如上述的Huntington病常表现为亲代与子代间代代相传；但并非所有的遗传病都表现为家族性，如白化病在家系中很可能仅仅是偶发的，患儿父母亲均为正常。反过来，家族性疾病可能是遗传的，如Huntington病；但不是所有的家族性疾病都是遗传的。如有一种夜盲症（即当光线比较弱时，视力极度低下的一种疾病）是由于饮食中长期缺乏维生素A引起的，如果同一家庭饮食中长期缺乏维生素A，则这个家庭中的若干成员就有可能出现夜盲症。这一类家族性疾病是由共同环境条件的影响，而不是出自遗传原因，如果在饮食中补充足够的维生素A后，全家患者的病情都可以得到改善。所以说，由于维生素A缺乏所引起的夜盲症，尽管表现有家族性，但它不是遗传病。

（五）遗传病的传染性

一般的观点认为，遗传病是没有传染性的，故在传播方式上，它是垂直传递，而不是水平传递的。

总之，必须正确地、辩证地认识人类遗传病，这将有助于在医学实践中采取相应的诊断、治疗和预防措施。

二、人类遗传病的分类

人类遗传病的种类繁多。据统计，目前每年新发现的遗传性综合征有100种左右。面对种类如此众多的遗传病，过去一是按人体系统分类，如神经系统遗传病、血液系统遗传病、生殖系统遗传病、心血管系统遗传病、泌尿系统遗传病、内分泌系统遗传病等；二是按照遗传方式进行分类。现代医学遗传学将人类遗传病划分为5类。

（一）单基因病

单基因病是由单基因突变所致。这种突变可发生于两条染色体中的一条，由此所引起的疾病呈常染色体（或性染色体）显性遗传；这种突变也可同时存在于两条染色体上，由此所引起的疾病呈常染色体（或性染色体）隐性遗传。单基因病相对较少见，在各个种族或民族中的发生频率不同，发生率较高时也仅为1/500，但由于其遗传性，因而危害极大。

（二）多基因病

多基因病是有一定家族史、但没有单基因性状遗传中所见到的系谱特征的一类疾病，如先天性畸形及若干人类常见病（高血压、动脉粥样硬化、糖尿病、哮喘、自身免疫性疾病、老年痴呆、癫痫、精神分裂症、类风湿关节炎、智能发育障碍等）。环境因素在这类疾病的发生中起不同程度的作用。多基因病是最常见、最多发的遗传病。

（三）染色体病

染色体病是染色体结构或数目异常引起的一类疾病（综合征）。从本质上说，这类疾病涉及一个或多个基因结构或数量的变化，故其对个体的危害往往大于单基因病和多基因病，其中最常见的染色体病为唐氏综合征。染色体病在新生儿中的发病率约为0.5%。

（四）体细胞遗传病

单基因病、多基因病和染色体病的遗传异常发生在人体所有细胞包括生殖细胞（精子和卵子）的DNA中，并能传递给下一代，而体细胞遗传病（somatic cell genetic disorder）的累积突变只在特定的体细胞中发生，体细胞基因突变是此类疾病发生的基础。这类疾病包括恶性肿瘤、白血病、自身免疫缺陷病以及衰老等。在经典的遗传病的概念中，并不包括这一类疾病。

（五）线粒体遗传病

线粒体是细胞内的一个重要细胞器，是除细胞核之外唯一含有DNA的细胞器，具有自己的蛋白质翻译系统和遗传密码。线粒体遗传病就是由线粒体DNA缺陷引起的疾病，包括Leber视神经萎缩等。

三、在线《人类孟德尔遗传》

“在线《人类孟德尔遗传》（Online Mendelian Inheritance in Man，OMIM）”源自由美国Johns Hopkins大学医学院Victor A.McKusiek教授主编的《人类孟德尔遗传》（Mendelian Inheritance in Man：Catalogs of Human Genes and Genetic Disorders，MIM）一书，该书一直是医学遗传学最权威的百科全书和数据库。至1998年已出至第12版。进入数字化年代，联机形式的“在线《人类孟德尔遗传》”于1987年应运而生，并且免费供全世界科学家浏览和下载。

四、疾病的发生与遗传因素和环境因素的关系

遗传（heredity）是生物体的基本生命现象，表现为性状在亲代与子代之间的相似性和连续性。人类的一切正常或异常的性状综合起来看都是遗传与环境共同作用的结果，但它们在每一具体性状的表现上可能不尽相同。

（一）完全由遗传因素决定发病

这类疾病的发生并非与环境因素无关，只是看不出什么特定的环境因素是发病所必需的，例如单基因遗传病中的先天性成骨不全症、白化病、血友病A以及某些染色体病。

（二）基本上由遗传决定，但需要环境中一定诱因的作用

例如单基因遗传病中的苯丙酮尿症，早期人们只知道它与遗传有关，现在知道吃了含苯

丙氨酸量多的食物才诱发本病；葡糖-6-磷酸脱氢酶缺乏症（俗称蚕豆病）除有遗传基础外，只有在吃了蚕豆或服用了氧化性药物伯氨喹等以后才会诱发溶血性贫血。

（三）遗传因素和环境因素对发病都有作用，在不同的疾病中，其遗传率各不相同

遗传因素对发病作用的大小是不同的。例如，在唇裂、腭裂、先天性幽门狭窄等畸形中，遗传率都在70%以上，说明遗传因素对这些疾病的发生较为重要，但环境因素也是不可缺少的。精神发育障碍、精神分裂症等疾病也是如此。另一些疾病，如在先天性心脏病、十二指肠溃疡、某些糖尿病等的发生中，环境因素的作用比较重要，而遗传因素的作用较小，遗传率不足40%，但就其发病来说，也必须有这个遗传基础。还有一些疾病如脊柱裂、无脑儿、高血压、冠心病等的发病，遗传因素和环境因素等同等重要，遗传率为50%～60%。

上述这类疾病过去在临床上常常说有一定的遗传因素（体质或素质），近年来的研究表明，它们所具有的就是多基因（易感基因）决定的遗传基础，这一类疾病（多基因病）具有常见性、多发性的特点，是目前医学研究的重点。

（四）发病完全取决于环境因素，与遗传基本上无关

例如，烧伤、烫伤等外伤的发生与遗传因素无关，但这类疾病损伤的修复与个体的遗传类型可能有关。

五、遗传病在医学实践中的一些问题

（一）医生如何确定患者所患疾病是否有遗传性

遗传病患者（与非遗传病患者一样）在向医师主诉自己的病症时，只能说明其某些感觉上的异常，而不能告诉医生自己什么基因有什么异常。因此，需要医师正确地区分患者所患疾病是不是一种遗传病。但这并不是一件轻而易举的事情，它不仅需要医师具有丰富的临床经验、全面的遗传学知识，还需要足够的实验室技术（包括分子诊断）来辅助诊断。近年来，

大数据和人工智能（AI）已被开发用于包括遗传病在内的辅助诊断，为医师确定患者所患疾病是否具有遗传性提供了有力的手段，从而使遗传病患者及亲属能得到有效的医学处理。

（二）再现风险

再现风险（recurrence risk）是遗传病在临床上常遇到的问题之一。所谓再现风险，是患者罹患的遗传性疾病在家系亲属中再发生的风险率。影响再现风险的因素较多，故很难对遗传病的再现风险制订出一个标准。例如，一方面，Huntington 病是一种常染色体显性遗传病，按理论推测，患者子女的再现风险为 50%。但发病年龄多在 35 岁以后，随着子女年龄的增长，再现风险也逐渐下降，通过建立年龄与再现风险的发病曲线，可以得到不同年龄个体的再现风险。另一方面，任何一种遗传病都有一个群体再现风险的基线（baseline），即任何一次妊娠所生子女其群体风险率有些是根据疾病的遗传方式决定的，有些是基于经验概率得到的。

（三）遗传性疾病的群体负荷

这里所说的负荷是指遗传病在群体中的严重程度，通常用发生率来表示。发生率越高，群体中的遗传有害性越高，人类需要的对应措施越多，也可以说是负荷也越大。

（四）遗传病与医学伦理

医学伦理学的基本原理同样适用于医学遗传学。但遗传病有其自身的特征，即遗传性；因此，对一些问题需要特别注意。

（1）遗传性疾病的产前诊断问题包括：产前诊断技术上的安全性；产前诊断实施后对患病胎儿采取的医学措施的“合法性”“合理性”“可靠性”“安全性”等。

（2）遗传病的症状前诊断问题涉及：是否存在有效的医学措施使症状前患者免受“未来”疾病的困扰；个人隐私问题。

（3）基因诊断和基因治疗问题包括：基因诊断、基因治疗在技术上的安全性问题；诊断及治疗措施的“合法性”“合理性”等问题；基因治疗措施对人类基因组的安全控制问题等。

宗教、伦理、道德、法律也都是遗传病临床实践中需要重视的问题。遗传病患者的基因组应属个人隐私，其中含有什么致病基因或易感基因，若用现代方法查出后结果被泄露出去，且没有相应的法律加以保护，被检对象就可能在就业、恋爱、婚姻、保险等方面受到歧视。近年来，整体动物克隆技术的发展使得生物技术的伦理问题更趋复杂化。这些都需要生物医学界和法律界共同商讨、制定对策，并取得全社会的理解和支持。

第二节　医学遗传学发展方向

医学遗传学以遗传病为研究对象，因此医学遗传学未来的发展就是利用不断发展、更新的医学遗传学理论和方法探讨遗传病和与遗传相关的疾病的发生机制、病理变化、诊断、治疗和预防等。由于现代生物学的总体上朝向精准、系统方向发展，医学遗传学的发展方向也正不断向精准的、系统的方向发展。

一、基于基因组学的精准医学

明确遗传物质异常是医学遗传学研究策略的首要任务。传统的医学遗传学通过染色体显带等技术对染色体病可以进行明确诊断，如唐氏综合征患者的染色体中多了一条21号染色体；通过限制性片段长度多态性等技术对某些单基因疾病进行确诊，如镰状细胞贫血症。然而随着遗传学，特别是分子遗传学技术的迅猛发展，遗传病的研究策略，以及以此为基础的诊断和防治也发生了重大变革。

（一）人类基因组学概述

“人类基因组计划（human genome project，HGP）”是1990年开始启动的全球范围内研究人类基因组的重大科学项目，包括美国、英国和中国等国家的16家研究机构参与了HGP，NCBI、EBI和UCSC三家机构完成了庞大复杂的计算机数据分析。HGP由诺贝尔奖获得者、美国科学家Dulbecco在1985年率先提出，旨在阐明人类（核）基因组DNA3.2×10^9bp的序列，发现所有人类基因并阐明其在染色体上的位置，破译人类全部遗传信息，使得人类第一次在分子水平上全面地认识自我。1999 年，著名分子生物学家 Craig Venter 领导的私人公司 Celera 加入了人类基因组测序的竞争，大大刺激了 HGP 的完成步伐。

HGP 的整体目标是阐明人类遗传信息的组成和表达，为人类遗传多样性的研究提供基本数据，揭示 1 万余种人类单基因异常（有临床意义的约有 7000 多种）和上百种严重危害人类健康的多基因病（如冠心病、高血压、糖尿病、恶性肿瘤、精神疾病和自身免疫性疾病等）的致病基因或易感基因，建立对各种疾病新的诊治方法，从而推动整个生命科学和医学领域的发展。HGP 的基本任务是建立人类基因组的结构图谱，即遗传图、物理图、转录图与序列图，并鉴定人类基因，绘出人类的基因图。

2000 年 6 月，人类基因组工作草图完成。2003 年 4 月，在 DNA 双螺旋结构发现 50 周年之际，人类基因组的精细图谱顺利完成。2004 年 10 月，Nature 杂志公布了人类基因组的完成序列。从基因组学的范畴来说，1990～2004 年间 HGP 的重点在于研究人类基因组的结构，属于基因组学的最基础的结构基因组学（structural genomics）研究。HGP 是奠定阐明人类所有基因功能的功能基因组学（functional genomics）研究的基础。而功能基因组学即在结构基因组的基础上，研究基因的表达、调控与功能。

（二）基因组学促进医学进入精准医学时代

随着测序技术的迅速发展，生物信息和大数据科学的结合应用，精准医学（precision medicine）的概念应运而生。精准医学是随着基因组学、功能基因组学、生物信息库和计算机技术的迅速发展，个体化治疗的延伸，是根据每个个体的疾病特征（发病原因、可能机制等）制定出有针对性的治疗方案。其实质是根据不同个体对特定疾病遗传基础的不同，将患者分为不同的亚群，进而给予相应的治疗。对于医学遗传学而言，不同的遗传病是由不同的基因突变或遗传异常导致的；即使同一种遗传病，也可以是由不同基因遗传引起。而同一个基因异常引起的同一种遗传病，由于其基因异常类型的不同，治疗方式的选择也是多样的。因而对于遗传病的诊断、预防和治疗，更是需要以个人遗传信息为基础和前提的精准医学。

对于遗传病特有的咨询也应建立在精准医学基础上。

精准医学有助于实现遗传病的准确诊断和分类，制定具有个性化的疾病预防和治疗方案。对于单基因疾病，通过确定个体的致病突变，将为疾病的确诊提供遗传依据，并在此基础上给予更精准的治疗。对于携带有致病突变却未发病的个体进行遗传分析，评估个体今后及个体子代的发病风险，以及可能的预防措施等。囊性纤维化（cystic fibrosis，CF）是由囊性纤维化跨膜电导调节因子（cystic fibrosis transmembrane conductance regulator，CFTR）基因突变导致 CrlR 蛋白功能缺陷或缺失所致。依伐卡托（Ivacaftor）是一种 CFTR 增效剂，首个被用于针对基因突变治疗囊性纤维化的药物。但是 Ivacaftor 并不是对所有 CFTR 基因突变都有效，迄今为止该药物能用于治疗 38 种 CFTR 基因突变引起的囊性纤维化。因而对于囊性纤维化患者首要的是在明确其发病原因后进行精准治疗。

对于多基因病，发病往往是多个基因异常和环境因素共同导致的，因而基因组信息获得的越精确越有助于预防和治疗。家族性帕金森病（familial Parkinson disease）是与遗传有关的帕金森病。已发现 20 多个基因与家族性帕金森病相关，但是引起 PD 的遗传方式和临床表现却各不相同。其中 SNCA、PINKI 异常引起的 PD 多合并认知功能损害，而 parkin 基因突变引起的 PD 认知功能完好，也就提示了治疗用药过程中，药物对认知损害等副作用要予以考虑。

精准医学在肿瘤诊断中的应用最早是慢性粒细胞白血病（chronic myelocytic leukemia，CML）中 BCR-ABL 融合基因的确定，随后各种与肿瘤相关的基因不断被鉴定。2005 年，肿瘤基因组图谱计划（the cancer genome atlas，TCGA）启动，旨在通过基因组分析技术，加速对肿瘤分子基础的认识。截至 2016 年 4 月，TCGA 团队共完成 33 种不同类型肿瘤、超过 11 000 例患者的基因组的测序工作，为肿瘤的研究和治疗奠定了基础。而靶向药物的出现，显著延长了具有特定基因异常患者的无病进展期，并提高了客观缓解率。因而鉴定出更多的肿瘤驱动基因，并开发出相应的靶向药物进行精准医学，也将是肿瘤研究发展的方向。

二、基于传统遗传学的系统医学

随着系统生物学（systems biology）和生命科学技术的迅速发展，系统医学（systems medicine）的概念应运而生。它建立在传统遗传学的基础上，从系统的观点出发，建立一个从分子、细胞到器官、生物整体的研究和应用体系。大数据时代，高通量的生物医学技术（如cDNA 芯片、二代测序、质谱等，能同时检测不同的生物系统组分），产生大量的组学数据（基因组、转录物组、蛋白质组、代谢物组和相互作用组等），为系统医学提供了数据基础，并在此基础上研究疾病发生的机制和干预措施。因此系统医学是以系统论的方法和原理为指导，整合和分析复杂的医学数据、资源和信息，并进行充分的拓展和合理的应用的一种新的医学思维模式。

基因编码了 RNA 分子或蛋白质分子，在细胞内形成了蛋白质相互作用网络、细胞信号转导网络、代谢网络、药物，靶点网络、转录调控网络、遗传相互作用网络等。对于单基因疾病而言，疾病的发生是由遗传因素引起的，然而单个基因突变引起的分子改变在整个细胞、组织、器官乃至个体中并不是孤立存在的。蛋白与蛋白间的相互作用，以及蛋白的翻译后修饰等都是网络状的；而对于多基因病而言，涉及更复杂基因及其产物的复杂调控。

正常情况下，苯丙氨酸可在苯丙氨酸羟化酶的作用下转化为酪氨酸，进而在酪氨酸酶的催化下形成黑色素；除此以外苯丙氨酸还可以经过一系列的代谢转化为乙酰乙酸。而这个过程中任何一种参与其中的酶发生异常，都将引起疾病的发生。这其中涉及代谢网络，因而对于疾病的研究不能仅仅探讨单个酶的异常，而是整个代谢网络出现的问题。

苯丙氨酸羟化酶异常可能导致苯丙酮尿症（phenylketonuria，PKU)。而苯丙酮尿症患者的临床表现中，除了苯丙氨酸不能转变为酪氨酸，而转变为苯丙酮酸和苯乳酸并在体内累积，导致血液和尿液中苯丙氨酸及其衍生物排出增多外；多巴胺、5-羟色胺、γ-氨基丁酸等重要神经递质缺乏，引起神经系统的功能损害；过量的苯丙酮酸可能会抑制酪氨酸向黑色素的转化，故患者常伴有肤色、发色较淡的性状表现。因而以系统生物学为基础，将生物网络作为研究对象，则能系统的了解和研究疾病的发生，从而提出更精准的治疗和预防方案。

系统生物学除了研究个体内部分子组分的相互作用外，还包括了分子组分与其所在环境间或暴露组分（exposome）的复杂作用。因此系统医学的思维模式对多基因病的研究也颇为有效。常见的多基因病，如帕金森病、糖尿病等，需要在分子和细胞层面上分析其致病原因，涉及的生物分子网络，还需要了解人体的生理状态，以及人体和环境相互作用对于疾病的发生、发展及转归的影响。系统生物学中快速的高通量数据的获取，复杂的计算模式为多基因病中诊断性生物标志物的鉴定，疾病的预防、治疗提供了新的思路。比如传统疾病的生物学标志物往往是单个的蛋白或代谢物，而对不同状态下基因或基因产物相互作用中系统的变化关注甚少。而系统医学则强调通过对疾病与正常条件不同网络的分析，从中确定疾病相关的一系列生物标记物。

第二章　基因突变与遗传多态性

在所有物种的世代交替繁衍与个体生命活动过程中，遗传物质都能够保持其固有的分子组成结构及其特定的生物学功能，最终表现为遗传性状的相对稳定性。然而，受一定内外环境因素的作用和影响，遗传物质亦可能发生某些变化，此即为突变（mutation）。

广义的突变，既包括发生在细胞水平上染色体数目组成及结构的异常，也包括发生在分子水平上DNA碱基对组成与序列结构的变化。前者被称之为染色体畸变（chromosome aberration），将在以后的有关章节中介绍；后者即为狭义的基因突变（gene mutation），是本章所要介绍和讨论的主要内容。

遗传多态性（genetic polymorphism）亦称基因多态性（gene polymorphism）。是指在同一种群（population）中某种遗传性状同时具有两种以上不连续的变异型（variants），或同一基因座（locus）上两种以上等位基因（allele）共存的遗传现象。

遗传多态性既可呈现为种群中个体水平上表型性状遗传的多态性，也可呈现为细胞水平上染色体遗传的多态性和分子水平上基因组DNA的多态性。

第一节　基因突变的本质及特性

基因突变是生物界普遍存在的遗传事件之一。它不仅发生于生殖细胞，也可发生在体细胞中。发生在生殖细胞中的突变基因，可通过有性生殖途径传递给其后代个体，存在于后代个体的每个细胞里。在漫长的生物自然进化历程中，其中一些有利于生物生存的或中性的突变，会随着生物的世代繁衍、交替而得以逐渐累积与稳定；这些突变的基因以及由此所引起的遗传性状变化，不仅是同种生物遗传性状多样性的根本渊源，而且也为不同物种的演化提供了丰富的原材料，并通过自然选择的作用而成为促进生物种系系统发育与不同种群产生、形成的原动力；而那些不利于生物生存的或有害的突变基因，则会导致各种遗传性疾病的发生，构成和增加群体的遗传负荷（genetic load）。

发生在体细胞中的基因突变，即体细胞突变（somatic mutation），虽然不会传递给后代个体，但是却能够通过突变细胞的分裂增殖而在后代子细胞中进行传递，形成突变的细胞克隆（clone），成为具有体细胞遗传学特征的肿瘤病变或癌变的细胞组织病理学基础。

基因是具有特定遗传效应的DNA序列片段。因此，无论是发生在生殖细胞中的基因突变，还是发生于体细胞中的基因突变，究其本质，实际上就是构成基因的DNA碱基组成与序列结构所发生的可遗传的变异，所以也具有一定的共同特性。

一、多向性

任何基因座上的基因，都有可能独立地发生多次不同的突变而形成其新的等位基因，这就是基因突变的多向性。譬如，在不同条件下，位于染色体某一基因座上的基因A可突变为其等位基因a1也可以突变为a2或者a3，a4，…，an。等其他等位基因形式，从而形成所谓的复等位基因（multiple alleles）。遗传学上把群体中存在于同一基因座上，决定同一类相对性状，经由突变而来，且具有两种以上不同形式的等位基因互称为复等位基因。如我们所熟知的人类ABO血型系统，就是由位于9q34这一区域同一个基因座上的I^A、I^B和I三种等位基因形式所构成的一组复等位基因所决定的。

二、重复性

重复性是指已经发生突变的基因，在一定的条件下，还可能再次独立地发生突变而形成其另外一种新的等位基因形式。亦即，对于任何一个基因来说，其突变并非仅囿于某一次或某几次的发生，而是会以一定的频率反复发生。例如：某一基因座上的基因A可突变为其等位基因o；基因o有可能独立地发生突变形成其新的等位基因n.；同样，n.也可能再次地发生突变而形成其另外的等位基因 a2……就其最终的群体遗传学效应而言，基因重复突变与基因多向突变的结果相似，也是群体中复等位基因存在的主要成因之一。

三、随机性

基因突变不仅是生物界普遍存在的一种遗传事件，而且对于任何一种生物，任何一个个体，任何一个细胞乃至任何一个基因来说，突变的发生也都是随机的。只是不同的物种、不同的个体、不同的细胞或者基因，其各自发生基因突变的频率可能并不完全相同而已。基因的突变频率简称突变率（mutation rate），是指基因的一种等位形式在某一世代突变成其另外等位形式的概率，一般用每世代每个生殖配子中每个基因座的突变数目来表示。在自然状况下，各种生物的突变率都是很低的。据测算，一般高等生物基因的突变率平均为 10.8%～10.5%；人类基因的突变率仅为 10%～10.4%。

四、可逆性

基因的突变是可逆的。任何一种野生型基因，都能够通过突变而形成其等位的突变型基因；反过来，突变型基因，也可以突变为其相应的野生型基因。前者为正向突变（forward mutation），后者为回复突变（reverse mutation）。一般情况下，正向突变率总是远远高于回复突变率。

五、有害性

生物遗传性状的形成，是在长期的进化过程中与其赖以生存的自然环境相互作用、相互适应的结果，是自然选择的产物。而对这些性状具有决定性意义的基因一旦发生突变，通常都会对生物的生存带来消极或不利的影响，即有害性。生殖细胞或受精卵中基因的突变是绝大多数人类遗传病发生的根本原因；体细胞突变则常常是肿瘤发生的病理遗传学基础。然而，基因突变的有害性往往只是相对的，有条件的；也并非所有的基因突变都会对生物的生存及其种群繁衍带来不利或者有害的影响。事实上，有些突变，往往只引起非功能性 DNA 序列组成的改变，却并不造成核酸和蛋白质正常功能的损害。

第二节 基因突变的诱因

根据基因突变发生的原因，可将之划分为自发突变和诱发突变。所谓自发突变（spontaneous mutation）是在自然条件下，没有人为干涉，未经任何人工处理而发生的突变。突变的发生，可能归因于环境中的辐射本底及其他可致突变物质，或者生物机体代谢活动过程中产生的某些中间代谢产物对遗传物质的影响或损伤。而诱发突变（induced mutation）则是指在人为的干涉下，经过特殊的人工处理所产生的突变。然而，无论是自发突变，还是诱发突变，归根结底，都是一定的内外环境因素作用于遗传物质的结果。凡是能够诱发基因突变的各种内外环境因素，均被称为诱变剂（mutagen）。能够引起基因突变的诱变剂种类是极其复杂多样的。但就其性质和对遗传物质的作用方式而言，无外乎物理因素、化学因素和生物因素等几种主要类型。

一、物理因素

（一）紫外线

紫外线是能够引起基因突变的常见物理诱变剂之一。紫外线照射造成的细胞内遗传物质损伤，主要表现为DNA分子多核苷酸链碱基序列中相邻嘧啶碱的二聚体化。最常见的是胸腺嘧啶二聚体。嘧啶二聚体的形成改变了DNA的局部结构，当DNA复制或RNA转录进行到这一区域时，造成碱基互补配对的错误，进而影响到新合成链中碱基的改变。

（二）电离和电磁辐射

电离和电磁辐射的诱变作用是一定强度、剂量的射线（如X-射线、γ-射线和快中子等）或电磁波辐射击中遗传物质，被吸收的能量，引发遗传物质内部的辐射化学反应，导致染色体和DNA分子多核苷酸链的断裂性损伤；断裂的染色体或DNA序列片段发生重排，会进而造成染色体结构的畸变。

应该指出的是，射线的诱变作用不仅与其一次性的照射强度或剂量有关，而且还具有照射强度或剂量的累积效应。也就是说，强度较弱或小剂量的一次性照射也许并不足以造成对遗传物质的损伤；但是如果进行反复的或多次的照射，被累积的强度和剂量作用，最终就会导致突变的发生。

二、化学因素

（一）羟胺类

羟胺是一种还原性化合物。其作用于遗传物质，可引起DNA分子中胞嘧啶（C）发生化学组分的改变，并因此不能与其互补碱基鸟嘌呤（G）正常配对，转而与腺嘌呤（A）配对结合。经两次复制后，原本的C-G碱基对即变换成突变的T-A碱基对。

（二）亚硝酸类化合物

该类物质可引起碱基的脱氨基作用而造成原有碱基分子结构及化学性质的改变。例如，腺嘌呤A被脱氨基后即衍生为次黄嘌呤（H）；H将不能与胸腺嘧啶（T）正常配对，转而形成了与C的互补结合。如此一来，经过DNA复制之后，即由原来正常的T-A碱基对变成了突变的C-G碱基对。

（三）碱基类似物

一些碱基类似物可以掺入DNA分子中而取代某些正常碱基，引起突变的发生。如5-溴尿嘧啶（5-BU）的化学结构与T极为相似，它既可以和A互补，也可以和G配对。一旦其取代T，并形成了与G的配对，那么，经过DNA的一次复制，就会使原来的A-T碱基对变成突变的G-C碱基对。

（四）芳香族化合物

吖啶及焦宁类等扁平分子构型的芳香族类化合物，能够嵌入到DNA的核苷酸组成序列中，造成碱基的插入或丢失，导致插入或丢失点之后整个编码顺序的改变。

（五）烷化剂类物质

如甲醛、氯乙烯、氮芥等均具有高度的诱变活性。该类物质能够将烷基基团引入多核苷酸链上的任一位置，从而造成被烷基化的核苷酸发生配对错误而导致突变的发生。如烷化鸟嘌呤可与T配对，形成G-C到A-T的转换。

三、生物因素

大量的观察研究表明，流感病毒、麻疹病毒和风、疱疹等多种DNA病毒，是常见的生物诱变因素。除此之外，一些RNA病毒也具有诱发基因突变的作用。对于前一类病毒的诱变作用机制，目前尚不十分清楚；而后者则很可能是通过其cDNA对宿主细胞DNA序列的插入引起突变发生的。此外，细菌和真菌所产生的毒素或代谢产物往往具有强烈的诱变作用。例如，生活于花生、玉米等作物中的黄曲霉菌产生的黄曲霉素，就具有致突变作用，并被认为是肝癌发生的重要诱发因素之一。

第三节　基因突变的形式

如前所述，发生在分子水平上的基因突变，其本质是在各种诱变因素的作用下，使得DNA中的碱基组成种类和排列顺序发生改变，从而引起相应的遗传学效应。一般可将之归纳为静态突变和动态突变两种主要形式。

一、静态突变

静态突变（static mutation）是生物各世代中基因突变总是以一定的频率发生，并且能够使之随着世代的繁衍、交替而得以相对稳定地传递。

（一）点突变

点突变（point mutation）是DNA多核苷酸链中单个碱基或碱基对的改变。

（1）碱基替换（base substitution）是DNA分子多核苷酸链中原有的某一特定碱基或碱基对被其他碱基或碱基对置换、替代的突变形式。其具体表现为同类碱基或碱基对之间的替换及不同类碱基或碱基对之间的相互替换。同类碱基之间的替换，又被称之为转换（transition），即一种嘌呤碱或相应的嘌呤-嘧啶碱基对被另外一种嘌呤碱或相应的嘌呤-嘧啶碱基对所取代；如果某种嘌呤碱或其相应的嘌呤-嘧啶碱基对被另外一种嘧啶碱或其相应的嘧啶-嘌呤碱基对所置换，则称之为颠换（transvertion）。

碱基替换只是原有碱基性质的改变，而并不涉及碱基数目的变化与异常。这种突变会因其作用对象的不同而产生不同的遗传学效应。如果被替换的是构成特定三联密码子单位的碱基或碱基对，则会造成：

①同义突变：由于存在遗传密码子的兼并现象，因此，替换的发生尽管改变了原有三联遗传密码子的碱基组成，但是新、旧密码子所编码的氨基酸种类却依然保持不变。亦即新、旧密码子具有完全相同的编码意义，此为同义突变（same sense mutation）。同义突变并不产生相应的遗传表型突变效应。

②无义突变：由于碱基替换而使得编码某一种氨基酸的三联体遗传密码子，变成为不编码任何氨基酸的终止密码UAA、UAG或UGA的突变形式被称之为无义突变（nonsense mutation）。此种突变会引起翻译时多肽链合成延伸的提前终止，造成多肽链的组成结构残缺及蛋白质功能的异常或丧失，最终会体现为导致遗传表型改变的致病效应。

③终止密码突变：如果因为碱基替换的发生，而使得DNA分子中某一终止密码变成了具有氨基酸编码功能的遗传密码子，此种突变形式即为终止密码突变（terminator codon mutation）。

与无义突变相反，终止密码突变造成的将会使本应终止延伸的多肽链合成，非正常地持续进行。其结果也必然形成功能异常的蛋白质结构分子。

④错义突变：这是编码某种氨基酸的密码子经碱基替换后变成了另外一种氨基酸的密码子，从而在翻译时改变了多肽链中氨基酸的组成种类。错义突变（missense mutation）的结果，必然地导致蛋白质多肽链原有功能的异常或丧失。人类的许多分子病和代谢病，就是因此而造成的。

此外，碱基替换如果发生在DNA分子的非密码子组成结构区域，引起的将可能是调控序列或内含子与外显子剪接位点的突变。调控序列突变所产生的遗传学效应，通常可直接体现为蛋白质合成速率的降低或异常增高，进而影响细胞正常的代谢节律，以致引起疾病的发生。而内含子与外显子剪接位点突变，则往往会造成RNA编辑错误，以致不能形成正确的mRNA分子，这也势必会导致功能蛋白的合成障碍。

（2）移码突变（frameshift mutation）是一种由于基因组DNA多核苷酸链中碱基对的插入或缺失，以致自插入或缺失点之后部分的或所有的三联体遗传密码子组合发生改变的基因突变形式。移码突变直接的分子遗传学效应就是导致其所编码的蛋白质多肽链中的氨基酸组成种类和顺序的变化。

碱基对插入或缺失的数目、位点不同，对其后密码子组合改变的影响也不尽相同。

第一种可能的情况是一个或两个碱基对的插入或缺失。这将造成插入或缺失位点之后整个密码子碱基组合及其排列顺序的改变；第二种情况是所谓的整码突变或框内突变（inframe mutation），即如果插入或缺失的碱基对是3或3的倍数，且插入或缺失位点亦恰好在两个相邻的遗传密码子之间，由此所引起的变化是在DNA双链的多核苷酸组成上额外地增加或减少1个或数个三联遗传密码子，但却并不造成读码框（reading frame）的改变；如果插入或缺失的3碱基对是在同1个三联密码子之内，那就只是造成该插入或缺失位点前、后各1个遗传密码的改变，而并不会改变其他密码子的碱基组成和编码顺序。

还有一种情况则是当在某一位点插入或缺失1～2个碱基对之同时，又在该突变位点之后的某一位点相应地缺失或插入了同样数目的碱基对，那么，除引起前、后两个位点之间的密码组合改变外，其后其他的密码子组合仍可保持正常。

移码突变不仅涉及 DNA 分子中碱基组成数目的改变，而且还伴随着特定的遗传密码组成性质与排列顺序的改变。因此，所引发的遗传学效应往往是比较严重的。它会导致一条或多条多肽链的合成障碍或功能缺陷，甚至完全丧失，进而危及机体细胞正常的生命活动。

（二）小片段的缺失、插入与重排

DNA 分子中还可能发生小片段（涉及十几、数十或数百个碱基片段序列）的微小缺失、微小插入或重排。

（1）微小缺失（micro deletion）是由于在 DNA 复制或损伤的修复过程中，某一小片段没有被正常复制或未能得到修复所致。其可能的机制是：带有已合成 DNA 序列片段的 DNA 聚合酶从复制（或修复）模板链上滑脱，跨越过一段距离后又重新回到模板链上继续进行复制（或修复）合成。于是，造成了被跨越部位 DNA 碱基序列片段在新链中的缺失。

（2）微小插入在 DNA 的复制过程或损伤过程中，某一小片段插入到 DNA 链中，其结果造成新链中相应小片段的微小插入（micro insertion）。

（3）重排（rearrangement）发生的分子机制是当 DNA 分子发生两处以上的断裂后，所形成的断裂小片段两端颠倒重接，或者不同的断裂片段改变原来的结构顺序重新连接，从而形成了重排的片段突变形式。

二、动态突变

科学家们曾一度认为单基因遗传病主要是由遗传物质在分子水平上发生的点突变所引起。而且，这些突变一般都会在世代传递中保持相对的稳定状态，即上述的静态突变。直至 20 世纪 80～90 年代，随着对人类基因组 DNA 序列组成及结构特征分析研究的不断深入，才发现某些单基因遗传性状的异常改变或疾病的发生，是由于 DNA 分子中某些短串联重复序列，尤其是基因编码序列或侧翼序列的三核苷酸串联重复扩增所引起。因为这种串联三核苷酸的重复次数可随着世代交替的传递而呈现逐代递增的累加突变效应，故而被称之为动态突变（dynamic mutation）。把由动态突变所引起的疾病，统称为三核苷酸重复扩增病（trinucleotide repeat expansion diseases，TREDs）。

例如，在表现为性连锁隐性遗传特征的脆性 X 综合征患者中，其 X 染色体 q27.3 处存在有不稳定的易断裂脆性部位。利用限制性内切酶 PstI 进行 X 染色体切割，可得到包括该脆性部位在内的限制性酶切片段。经序列分析表明，患者的限制性酶切片段中存在的(CGG)。重复拷贝数可达 60～200 个；而在正常人则仅为 6～60 个。但（CGG）两边的侧翼序列却与正常人几无差异。

第四节　DNA 损伤的修复

包括人类在内的高等生物是自然界生命运动最高级的存在和表现形式。他们不仅具有极为复杂的自我结构组成和臻于完善的功能活动体系，而且，在漫长的自然演化进程中，还建立和形成了应对各种外界环境因素的影响与损害，维持其功能结构体系相对独立、稳定，并使之得以世代延续的自我保护和调节机制。广泛地存在于真核细胞生物体内的遗传物质损伤修复系统，正是这种自我保护功能机制的具体体现形式之一。

一、紫外线引起的 DNA 损伤修复

紫外线照射造成的 DNA 损伤，最常见的就是在 DNA 同一条多核苷酸链上相邻的两个胸腺嘧啶核苷酸之间出现异常的共价连接，形成胸腺嘧啶二聚体（rr），从而严重影响 DNA 的自我复制和 RNA 转录。对此，不同生物，一般可通过以下几种途径予以修复。

（一）光复活修复

细胞内普遍存在一种特殊的光复活酶。在可见光的作用下，该酶被激活，并能够特异性地识别、结合嘧啶二聚体，形成酶-DNA 复合体。利用可见光所提供的能量，嘧啶二聚体在

酶的作用下解聚；修复完成后，光复合酶亦随之从DNA上解离、释放。这一过程即为光复活修复（photoreactivation repair）。

（二）切除修复

切除修复（excision repair）亦称暗修复（dark repair）。因为相对于光修复而言，其修复过程中无须光能的作用。

切除修复发生在DNA复制之前。因此，该修复过程需要解旋酶、核酸内切酶、DNA聚合酶和连接酶等的参与。修复中，首先是由核酸内切酶在嘧啶二聚体近旁3’端一侧特定部位，切断该DNA单链，然后以其互补的正常链为模板，在DNA聚合酶的作用下，合成一段相应的单链碱基序列片段；再由DNA连接酶在切口处将新合成的片段连接起来。最后，由特异性核酸外切酶在嘧啶二聚体5’端一侧特定部位切割，去除掉含有异常嘧啶二聚体的一段单链碱基序列片段；与之同时，DNA连接酶催化新合成片段在缺口处与被修复链的连接，完成对损伤的DNA修复。

（三）重组修复

重组修复（recombination repair）是发生在DNA复制过程之中和复制完成之后的一种不完全的修复形式。因为通过这种修复，只是使得新合成的两个DNA分子中，其中的一个具有完全正常的结构，而原有损伤则依然存在于另一个DNA分子中。重组修复的大致过程和机制是：

（1）带有损伤的DNA分子片段。

（2）DNA复制越过损伤部位，在新合成互补子链的对应部位留下缺口；与之同时，另外一个DNA分子得以完整的复制、合成。

（3）由核酸内切酶在完整的DNA分子同源链切割，形成一个与缺口互补的游离单链片段。

（4）损伤DNA新的子链上留有的缺口，经过交换、重组后得以弥补；其缺口则被交换、转移到另一个DNA分子的母链上。

（5）在DNA聚合酶和连接酶的先后作用下，缺口修复。

尽管此种修复并未能使DNA损伤得以根本消除，但是经过多次复制之后，却逐渐地降低了受损DNA在生物体中的比例，从而起到一种“稀释”突变的积极作用。

二、电离辐射引起的DNA损伤和修复

X射线等对DNA的损伤作用一般不具有选择性和特异性。除其直接的损伤作用外，往往还可通过对水的电离所形成的自由基而间接地造成遗传物质的损伤。电离辐射导致的遗传物质损伤可表现为DNA单链或双链的断裂；片段的缺失、重复或易位等多种不同的形式。在高剂量照射时，甚至可引起碱基的破坏。由于电离辐射作用的复杂性，其DNA损伤的修复机制尚不十分清楚。以下仅简要介绍几种此类损伤后的修复现象。

（一）超快修复

见于断裂损伤后的一种修复现象。在适宜条件下，大约2分钟之内，修复即可完成。其可能的机制是：在DNA连接酶的作用下，使被打断的DNA单链得以重新连接的过程。

（二）快修复

较之前一种修复，速度相对缓慢一些。一般在X-射线照射后数分钟之内，能够使经超快修复后所遗留的断裂单链之90%被修复。快速修复可能需要DNA聚合酶I的参与。因为，缺乏此酶的E.coli变异菌株，在经X-射线照射后，其单链断裂的修复效率较低。

（三）慢修复

这是一种由重组修复系统对快修复未能予以修复的断裂单链加以修复的过程。其所用时间相对较长。一般情况下，细菌完成慢修复的时间在40～60分钟。普遍存在于各种生物体内的遗传物质损伤修复系统，在一定程度上保证了遗传物质相对的稳定性，也维系了细胞最

基本的生命活动，但其作用却是有限的。修复的缺陷或错误的修复，也有可能会对有机体造成其他形式的危害。

三、修复缺陷与错误修复

尽管修复系统能够使得遗传物质的损伤得到修复，但是修复系统本身却也是受遗传控制的。如果修复系统发生缺陷，修复就不能正常进行。因此，由于遗传物质损伤引起的基因突变，仍然会以各种形式存在并传递下去；如果修复系统因某种原因而进行了错误的修复，将导致永久性的突变，并可能对机体带来其他的危害。

第五节　遗传多态性

人类基因组计划研究表明在人类无血缘关系的两个个体之间99.5%的核DNA序列都是相同的，仅有0.5%左右存在差异的DNA序列造成了每个人不同的遗传组成，并由此决定了个体间不同的解剖、生理、生化等各种生物学特性，包括对各种疾病的易患性，乃至不同的性格特征及体育、艺术天赋，最终体现为多种多样的遗传多态性。

一、遗传多态性的概念

如前所述，所谓遗传多态性，是指在同一种群中的某种遗传性状同时存在两种以上不连续的变异型，或同一基因座上两个以上等位基因共存的遗传现象。作为单一基因座等位基因DNA多样性变异在群体水平的体现，凡是在群体中出现频率大于1%的变异体，无论致病与否，均被称之为遗传多态型；而所有那些出现频率小于1%的变异体，则被称之为稀有变异型（rare variants）。

遗传多态性现象十分普遍。多态性的形成，缘于基因的异变。发生于基因组DNA非编码序列（间隔序列或内含子序列）的变异，一般不会影响基因的结构与功能，也不会产生遗传的表型效应。只有那些位于编码序列和调控序列内的DNA变异，方可产生各种蛋白变异体，或者通过影响RNA的转录，从而导致各种明显的表型差异。对于一个体而言，基因多态性碱基组成序列终生不变，并按孟德尔规律世代相传。

二、遗传多态性的表现形式

遗传多态性不仅表现为个体水平上的表型遗传性状差异，亦可呈现为细胞水平上染色体遗传的多态性；分子水平上基因组DNA遗传的多态性和蛋白质与酶的多态性以及抗原的多态性等。

（一）个体水平上的表型性状遗传多态性

表型性状遗传多态性是种群中不同个体之间同一遗传性状的表型差异，如人类头发、眼睛的颜色。表型遗传差异的多态性，决定于一组相应的复等位基因的作用。

（二）细胞水平上的染色体遗传多态性

染色体多态性是在种群中经常可见的各种染色体形态的变异。其主要表现为同源染色体大小、形态或染色体带型的改变。此类改变，通常仅涉及染色体的结构异染色质区域，因此，并不表现出显著相关的表型效应。

（三）分子水平上的DNA遗传多态性

人类基因组DNA呈现出多种多样的分子结构和组成形式。依据发现的时序和不同遗传多态性的分子遗传学特征，被分为限制性片段长度多态性（restriction fragment length polymorphism，RFLP）、数目可变的串联重复（variable number tandem repeat，VNTR）多态性、短串联重复序列（short tandem repeat，STR）多态性和单核苷酸多态性（single nucleotide polymorphism，SNP）等多种类型。当前被作为遗传标记而在人类遗传学和医学遗传学相关研究领域中得以广泛应用的主要有两大类。

1．单核苷酸多态性

由基因组 DNA 序列中单个碱基的转换或颠换所形成的变异；是最简单、最常见、分布最为广泛，也是多态性最为丰富的遗传多态类型之一。研究表明，人类基因组 DNA 平均约 1000bp 内就有一个 SNP，占已知的人类基因组 DNA 多态性变异之 90%以上。

基因组 DNA 中任何碱基都有发生变异的可能。因此，SNP 既可存在于基因的蛋白编码序列之内，亦可出现在非编码序列之中。存在于蛋白编码序列外显子中的 SNP 又被称之为编码 SNP（coding SNP），简称 cSNP。目前，发现的 cSNP 大约有 100 000 个左右，其变异率仅及非编码序列的 20%。就其对遗传性状的表型效应而言，cSNP 又被区分为不改变编码精氨酸序列组成的同义 cSNP 和可改变氨基酸序列的非同义 cSNP 两种类别；两者所占比例各为 50%。

组成 DNA 的碱基虽然有 4 种，但是 SNP 一般只有 2 个“等位”成员，呈现为“非此即彼”的“双等位基因”（biallelic）多态性。基于 SNP 的自身特性，作为一种遗传标记，它常被用来进行对复杂性状与疾病的遗传分析和族群的基因识别以及遗传结构研究。

2．短串联重复序列多态性

短串联重复序列多态性又称微卫星 DNA（microsatellite DNA）多态性。是一类以 1～6bp 为重复单元；串联重复一到数十次；序列长度小于 100bp 的 DNA 结构片段。如（A)，（TG)，（CAA)，（AAAT)。

STR 散在于基因组中各个染色体上，但很少出现在编码 DNA 序列中。其主要表现为重复序列拷贝数的变异，具有较高的遗传多态性。例如：DIS243、D21S190、DXS1068 分别表示位于 1 号、21 号和 X 染色体上的 STR。多个不同基因座的 STR 分析结合起来，即可成为一个个体的“生物学身份证”，亦即 DNA 指纹（DNA fingerprint），常以此作为个体识别及亲权鉴定的遗传学依据。

三、DNA 遗传多态性研究的意义及应用

有关遗传多态性的认识，是人类在对自然遗传现象的研究过程中所取得的重要科学成果。它极大地丰富了遗传学的研究内容，开拓了遗传学的研究领域，同时又被作为一种强有力的科学研究技术手段和工具而在人类与医学遗传学及其相关研究领域得以广泛地应用。

（一）遗传标记

绝大多数的 DNA 遗传多态性，虽其自身并无直接的遗传学表型效应，但是却能够被用作特定染色体或染色体某一片段以及等位基因传递轨迹示踪的遗传标记（genetic marker），通过连锁分析或等位基因关联分析，进行基因的染色体定位和遗传作图（genetic mapping）。

（二）基因芯片

DNA 遗传多态性能够从分子水平上揭示基因组中基因的不同传递形式或不同 DNA 片段的组成结构特点，是研制基因芯片（gene chip）的重要依据。

（三）法医学鉴定

建立在人类 DNA 多态性遗传数据资料分析基础之上的 DNA 指纹图谱，以其高度的特异性、稳定的遗传性和体细胞稳定性而被成功地应用于法医学的个体识别及亲权鉴定。

（四）遗传病研究

DNA 多态性对于遗传病研究具有双重的意义。一方面，任何基因的变异，包括经典的静态突变和已知的动态突变，都可能作为机体疾病产生的根源，导致遗传病的发生和发展；另一方面，在基因组中广泛分布、极其丰富的 DNA 多态性位点，皆有可能作为特异性的遗传标记被应用于遗传性疾病的研究与临床诊断。

第三章 单基因病遗传

单基因遗传病（monogenic disease，single-gene disorder）简称单基因病，是由一对等位基因控制而发生的遗传性疾病，这对等位基因称为主基因（major gene）。单基因遗传病的遗传可分为核基因的遗传和线粒体基因的遗传两种，后者属于细胞质遗传，将在第七章中介绍。核基因遗传的单基因遗传病在上下代之间的传递遵循孟德尔定律，因此也称为孟德尔遗传病，根据致病主基因所在染色体和等位基因间显隐关系的不同，包括五种遗传方式：常染色体显性遗传；常染色体隐性遗传；X 连锁显性遗传；X 连锁隐性遗传；Y 连锁遗传。

第一节 系谱与系谱分析

经典的孟德尔遗传学研究主要是通过杂交实验统计由不同亲代杂交产生后代的数目和性状，以此来进行判断和分析：研究人类性状的遗传规律不能采用杂交实验的方法，只能对具有某种性状的家系成员进行观察，并分析该性状在家系后代中分离或传递的方式，这种方法称为系谱分析（pedigree analysis）。所谓系谱（pedigree）是从先证者（proband）或索引病例（index case）开始，追溯调查其家族各个成员的亲缘关系和某种遗传病的发病（或某种性状的分布）情况等资料，用特定的系谱符号按一定方式绘制而成的图解。先证者是指该家族中第一个就诊或被发现的患病（或具有某种性状的）成员。一个完整的系谱至少要包括三代以上家族成员的相关信息，既包括家族中患有某种疾病（或具有某种性状）的个体，也包括家族中的正常成员。

在对某一种遗传病或性状进行系谱分析时，有时仅依据一个家族的系谱资料不能准确反映出该病或该性状的遗传方式，这时就需要将多个具有相同遗传病或性状的家族系谱作综合分析

（统计学分析），才能作出准确而可靠的判断。根据系谱，可以对家系进行回顾性分析，以便确定所发现的某一疾病或性状在该家族中是否有遗传因素的作用及其可能的遗传方式；还可以通过系谱对某一遗传病家系进行前瞻性遗传咨询，评估某一家庭成员的患病风险或再发风险。

第二节　常染色体显性遗传病

如果一种遗传病的致病基因位于1～22号常染色体上，在杂合子的情况下可导致个体发病，即致病基因决定的是显性性状，这种遗传病就称为常染色体显性（autosomal dominant，AD）遗传病。

1903年，William Curtis Farabee首次报道了一个人类短指（趾）症的遗传家系，该家系的5代人中超过30人为患者，大约占了家庭总人口的一半：1951年，Julia Bell根据指（趾）的畸形情况将该家系归于短指（趾）症Al型（brachydactyly，typeAl，BDAl）（OMIM#112500），这也是有记录的第一种孟德尔显性遗传病。

短指（趾）症Al型患者的主要症状是身材明显变矮，手变得更宽，所有的指（趾）骨都比正常人成比例的缩短；中间指（趾）骨缺失或与末端指（趾）骨融合，大拇指和大脚趾近端指（趾）骨变短；不论中间指（趾）骨缩短还是缺失，远端指（趾）关节都不会形成。

2001年，定位于2q35的IHH基因（OMIM*600726）被确定为短指（趾）症Al型的致病基因。IHH基因除了调控软骨细胞的增殖和分化以外，对远端肢体骨骼的发育和关节的形成也是必需的。基因突变破坏了骨骼组织中Hedgehog蛋白与相关蛋白之间的相互作用，最终导致中间指（趾）骨的发育异常甚至缺失，引起骨骼发育畸形，形成短指（趾）症Al型的表型。

如果用A代表决定某种显性性状的等位基因，用a代表与其相应的隐性等位基因，那么在完全显性（complete dominance）的情况下，杂合子（Aa）与显性纯合子（AA）的表型完全相同，即在杂合子（Aa）中，显性基因 A 的作用完全表现出来，而隐性基因“a”的作用被完全掩盖，从而使杂合子表现出与显性纯合子完全相同的性状。

最常见的常染色体显性遗传病家系是一个患者和一个正常人之间的婚配。假设显性致病基因为 A，隐性正常基因为 a，则患者基因型应为 AA 或 Aa，但实际上绝大多数患者的基因型为 Aa，而不是 AA。因为根据分离律，基因型 AA 中的两个 A，必然一个来自父方，一个来自母方。这样，只有当父母都是该遗传病患者时，才有 1/4 的可能生出 AA 型子女，由于致病基因的频率一般都很低，这种婚配机会在实际生活中很难看到。现实社会中看到的一般是杂合子患者（Aa）与正常人（aa）之间的婚配，其所生子女中，大约有 1/2 是患者，也就是说，这对夫妇每生一个孩子，都有 1/2 的可能性生出患儿。

通过上述系谱分析，可见常染色体完全显性遗传的典型遗传方式有以下特点：由于致病基因位于常染色体上，因而致病基因的遗传与性别无关，即男女患病的机会均等。患者双亲中必有一个为患者，致病基因由患病的亲代传来，此时患者的同胞有 1/2 的发病可能；双亲无病时，子女一般不会患病（除非发生新的基因突变）。患者的子代有 1/2 的发病可能。系谱中通常连续几代都可以看到患者，即存在连续传递的现象。

根据这些特点，临床上可对常染色体显性遗传病进行发病风险的估计。例如，夫妇双方中有一人患病（杂合子），那么子女患病的可能性为 1/2；如果夫妇双方都是患者（均为杂合子），则子女患病的可能性为 3/4。

第三节　常染色体隐性遗传病

一种遗传病的致病基因位于常染色体上，其遗传方式是隐性的，只有隐性致病基因的纯合子才会发病，称为常染色体隐性（autosomal recessive，AR）遗传病。带有隐性致病基因的杂合子本身不发病，但可将隐性致病基因遗传给后代，称为携带者（carrier）。广义地说，携带者是指携带有某种致病基因或异常染色体，但本身并不表现出临床症状的个体，虽然携带者本身并不发病，但可能会将致病基因或异常染色体传递给后代，导致后代发病。

一、眼皮肤白化病 IA 型

眼皮肤白化病 IA 型（albinism，oculocutaneous，type IA，OCAIA）（OMIM#203100）是一种遗传性代谢病，也是较为常见的常染色体隐性遗传病之一：眼皮肤白化病 IA 型是酪氨酸酶合成障碍引起的疾病，患者体内酪氨酸酶基因（OMIM#606933）突变导致酶活性丧失，不能有效地催化酪氨酸转变为多巴胺，进而不能形成代谢终产物黑色素，导致白化病。

二、婚配类型及子女发病风险

在常染色体隐性遗传病家系中最常见的是两个杂合携带者（Aa×Aa）之间的婚配，每次生育的发病风险为 1/4。

实际上，人群中最多的婚配类型应该是杂合携带者与正常人（Aa×AA）之间的婚配，子代表型全部正常，但其中将有 1/2 是携带者。

在某些高发的常染色体隐性遗传病中，可能会看到杂合携带者与患者之间的婚配（Aa×aa），这时子代中将有一半为患者，另一半为携带者。这种家系由于连续两代出现患者，子代分配比例类似显性遗传方式，不易与常染色体显性遗传病区分。当近亲婚配家庭中出现这样的系谱时，也应考虑常染色体隐性遗传病的可能性。

患者相互婚配（aa×aa）时，子女无疑将全部受累。由于隐性致病基因少见，这种婚配的可能性极少，只有在发病率高的常染色体隐性遗传病中才能见到。

三、常染色体隐性遗传特征

一般认为，常染色体隐性遗传的典型系谱有如下特点：由于致病基因位于常染色体上，因而致病基因的遗传与性别无关，即男女患病的机会均等。患者的双亲表型往往正常，但都是致病基因的携带者。患者的同胞有 1/4 的发病风险，患者表型正常的同胞中有 2/3 的可能为携带者；患者的子女一般不发病，但肯定都是携带者。系谱中患者的分布往往是散发的，通常看不到连续传递现象，有时在整个系谱中甚至只有先证者一个患者。近亲婚配（consanguineous marriage）时，后代的发病风险比随机婚配明显增高。这是由于他们有共同的祖先，可能会遗传到同一个隐性致病基因。

四、常染色体隐性遗传病分析时应注意的两个问题

（一）临床上对患者同胞发病风险的统计常常高于预期的 1/4

在临床上所看到的常染色体隐性遗传病家系中，常常出现患者人数占其同胞人数的比例高于理论上的 1/4 的现象，这是由于选择偏倚（selection deviation）所致。在常染色体显性遗传病家系中，每一个携带有显性致病基因的个体都会因发病而被确认，所得数据完整，接近于 1∶1 的比例，称为完全确认（complete ascertainment）；而在常染色体隐性遗传病家系中，一对夫妇都是携带者，只有子女中有 1 个以上患病者的家庭才会被确认，而无患病子女的家庭将被漏检，称为不完全确认（incomplete ascertainment）或截短确认（truncate ascertainment）。

如果一对夫妇都是携带者，他们只生一个孩子，这个孩子患病的可能为 1/4，将被检出；而这个孩子不患病的可能为 3/4，将被漏检，所以在只生一个孩子的家庭中，子女患病比例为 100%。如果一对夫妇都是携带者，他们生有两个孩子，这两个孩子都患病的可能为 1/4×1/4=1/16，将被检出；两个孩子中有一个患病的可能为（1/4×3/4）＋（3/4×1/4）=6/16，也会被检出；而两个孩子都正常的可能为 3/4×3/4=9/16，将被漏检，这样在所有生两个孩子的家庭中，子女中患病比例为 4/7，远高于预期的 1/4。事实上，在生育子女数目更多的家庭中，也会存在这种选择偏倚。因此在计算常染色体隐性遗传病患者同胞的发病比例时，常采用 Weinberg 先证者法进行校正，校正公式为 $C=\frac{\sum a(r-1)}{\sum a(s-1)}$。$C$ 为校正比例；a 为先证者人

数；*r* 为同胞中的受累人数；*s* 为同胞人数。其基本原理是将先证者从统计中去除，仅计算先证者同胞的患病频率。

例如，一项对 11 个苯丙酮尿症患者家庭的调查结果，在总共 23 名同胞中，患病者有 14 人，发病比例为 14/23=0.6087，大大高于 1/4 的理论值：如使用校正公式进行计算，则 C=3/12=1/4，符合常染色体隐性遗传病的理论发病比例。

（二）近亲婚配明显提高常染色体隐性遗传病的发病风险

近亲（close relatives）是在 3～4 代以内有共同祖先的个体间的关系，他们之间通婚称为近亲婚配。由于继承的关系，两个近亲个体可能携带有从共同祖先传来的相同基因，他们的后代出现等位基因纯合子的可能性会明显增大。两个近亲个体在某一基因座上具有相同基因的概率称为亲缘系数（coefficient of relationship）。根据亲缘系数的大小，可将血亲分成不同的亲属级别。

一级亲属包括亲子关系和同胞关系，他们之间的亲缘系数为 1/2，即他们之间基因相同的可能性为 1/2。与亲子关系不同，同胞之间 1/2 的亲缘系数只是一种概率估计，实际情况可能大于或小于 1/2；二级亲属包括一个个体的祖父母、外祖父母、双亲的同胞、同胞的子女和子女的子女等，他们之间的亲缘系数为 1/4，即他们之间基因相同的可能性为 1/4；三级亲属泛指亲缘系数为 1/8，即基因相同的可能性为 1/8 的近亲之间的关系；其他亲属级别依此类推，亲属级别每远一级，基因相同的可能性减少 1/2。

假如一种常染色体隐性遗传病的携带者频率为 1/100，一个携带者随机婚配时后代的发病风险为 1×1/100×1/4=1/400；而其与表亲（三级亲属）婚配，后代的发病风险为 1×1/8×1/4=1/32，比随机婚配的风险高 12 倍以上。通常，一种常染色体隐性遗传病在群体中携带者的频率越低，近亲婚配后代的相对发病风险就越高。因此，一些罕见的常染色体隐性遗传病患者往往是近亲婚配的后代。

第四节　X 连锁显性遗传病

由性染色体上的基因所决定的性状在群体分布上存在着明显的性别差异。如果决定一种遗传病的致病基因位于 X 染色体上，带有致病基因的女性杂合子即可发病，称为 X 连锁显性（X-linked dominant，XD）遗传病。

男性只有一条 X 染色体，其 X 染色体上的基因不是成对存在的，在 Y 染色体上缺少相对应的等位基因，故称为半合子（hemizygote），其 X 染色体上的基因都可表现出相应的性状或疾病。男性的 X 染色体及其连锁的基因只能从母亲传来，将来又只能传递给女儿，一般不存在男性“到”男性的传递，这种传递方式称为交叉遗传（criss-cross inheritance）。

对于 X 连锁显性遗传病来说，女性有两条 X 染色体，其中任何一条 X 染色体上存在致病基因都会发病，而男性只有一条 X 染色体，所以女性发病率约为男性的 2 倍。然而男性患者病情较重，而女性患者由于 X 染色体的随机失活，病情较轻且常有变化。

一、低磷酸盐血症性佝偻病

低磷酸盐血症性佝偻病（hypophosphatemic rickets）（OMIM#307800）又称抗维生素 D 性佝偻病（Vitamin Dresistant rickets），是 Fuller Albright 在 1937 年首先报道的，也称为 Albright 综合征（Albright syndrome）。患儿由于肾小管对磷酸盐的再吸收障碍，在新生儿期即可检测出低磷酸盐血症，碱性磷酸酶活性在出生一个月即升高。患儿多于 1 周岁左右发病，表现出骨骼发育畸形、生长发育迟缓等佝偻病症状和体征。大剂量维生素 D 治疗不能纠正其生长发育异常。与一般佝偻病不同的是，患儿不表现出肌病、抽搐和低钙血症。女性患者多为杂合子，数目虽多于男性患者，但病情较轻，少数只有低磷酸盐血症，没有明显的佝偻病骨骼变化。

低磷酸盐血症性佝偻病的致病基因 PHEX（OMIM#300550）于 1997 年被克隆。PHEX

定位于 Xp22.11，有 18 个外显子，产物长 749 个氨基酸残基，该蛋白质属于Ⅱ型膜整合的锌离子依赖性内肽酶家族，在牙发育、骨质矿化和肾磷代谢平衡方面起重要作用。点突变和缺失是导致疾病发生的主要原因。

二、婚配类型和子代发病风险

X 连锁显性遗传病的显性致病基因在 X 染色体上，只要一条 X 染色体上存在突变基因（即女性杂合子或男性半合子）即可致病。由于交叉遗传，男性患者的致病基因一定传给女儿，而不会传给儿子，所以女儿都将是患者，儿子全部为正常。

X 连锁显性遗传的典型系谱有如下特点：人群中女性患者数目多于男性患者，在罕见的 XD 遗传病中，女性患者的数目约为男性患者的 2 倍，但女性患者病情通常较轻。患者双亲中一方患病；如果双亲无病，则来源于新生突变。由于交叉遗传，男性患者的女儿全部都为患者，儿子全部正常；女性杂合子患者的子女中各有 50%的可能性发病。系谱中常可看到连续传递现象，这点与常染色体显性遗传一致。

第五节　X 连锁隐性遗传病

如果决定一种遗传病的致病基因位于 X 染色体上，且为隐性基因，即带有致病基因的女性杂合子不发病，称为 X 连锁隐性（X-linked recessive，XR）遗传病。

一、血友病 A

血友病 A（hemophilia A）（OMIM#306700）是一种 X 连锁隐性遗传的凝血障碍性疾病，为临床上最常见的血友病，占血友病患者数的 80%～85%。血友病 A 患者因血浆中凝血因子Ⅷ缺乏导致凝血功能障碍，易出现牙龈出血、皮下组织淤血等症状，在轻微外伤、小手术后长时间出血不止，关节腔出血会导致关节肿胀、甚至畸形。致病基因 F8（OMIM#300841）

定位于Xq28。历史上有一个著名的血友病A家系，其第一代致病基因携带者为19世纪英国的维多利亚女王，致病基因通过通婚而传到欧洲多个国家的皇室成员，因此血友病A又被称为“皇室病”。

二、婚配类型和子代发病风险

在X连锁隐性遗传家系中最常见的是表型正常的女性杂合子携带者（XAXa）与正常男性（Fy）之间的婚配，子代中儿子将有50%受累，女儿不发病，但50%为携带者。

男性半合子患者（Xay）与正常女性（XAXA）之间的婚配，所有子女的表型都正常，但由于交叉遗传，父亲的Xa一定传给女儿，因此所有女儿均为杂合子携带者。

偶尔在人群中还能看到男性半合子患者（Xay）与女性杂合子携带者（XAXa）之间的婚配，子女有1/2会发病，类似于常染色体显性遗传的系谱传递，且由于交叉遗传，所以表型正常的女儿均为杂合子携带者。

X连锁隐性遗传的典型系谱有如下特点：人群中男性患者远多于女性患者，在一些罕见的XR遗传病中，往往只能看到男性患者。双亲无病时，儿子有1/2的可能发病，女儿则不会发病，表明致病基因是从母亲传来的；如果母亲不是携带者，则来源于新生突变。由于交叉遗传，男性患者的兄弟、舅父、姨表兄弟、外甥、外孙等也有可能是患者；患者的外祖父也可能是患者，这种情况下，患者的舅父一般不发病。系谱中常看到几代经过女性携带者传递、男性发病的现象；如果存在女性患者，其父亲一定是患者，母亲一定是携带者。

第六节 Y连锁遗传病

如果决定某种性状或疾病的基因位于Y染色体，随Y染色体而在上下代之间进行传递，称为Y连锁遗传（Y-linked inheritance）。Y连锁遗传的传递规律比较简单，具有Y连锁基因者均为男性，这些基因将随Y染色体进行父-子-孙的传递，因此又称为全男性遗传

（holandric inheritance）。

目前已经定位在Y染色体上的基因有54个，其中主要的有睾丸决定因子基因（SRY）（OMIM#480000）和外耳道多毛症基因（OMIM#425500）等。

第七节 单基因遗传病分析的影响因素

以上介绍了单基因疾病遗传的几种主要遗传方式及特点。理论上，各种单基因遗传的性状在群体中呈现出各自不同的传递规律。对于一种遗传性疾病，通过多个家系的调查和系谱分析，即可对该疾病的遗传方式作出初步估计，也可预测家系中子女的发病风险。但在实际工作中，由于受到遗传背景或环境因素的影响，某些突变基因性状的遗传存在着许多例外情况。

一、拟常染色体遗传

一般来说，X连锁基因在减数分裂I时发生的重组仅限于女性的两条同源的X染色体之间。但是，在人类X和Y染色体的长臂和短臂末端存在部分高度同源的DNA序列，这一区域内的染色体片段在减数分裂I时可发生类似常染色体的联会和染色体互换，称为拟常染色体区。在男性精子发生的减数分裂过程中，位于X和Y染色体拟常染色体区的基因可以发生重组，导致X染色体的基因交换到Y染色体的同源区段上，并可能传递给男性后代，出现类似于常染色体显性的男一男传递现象，这种遗传方式就称为拟常染色体遗传（pseudoautosomal inheritance）。

Ieri-Weill软骨骨生成障碍（Leri-Weill dyschondros-teosis）（OMIM#127300）是一种显性遗传的骨骼发育异常，其特征是身材矮小、前臂畸形。在人群中，Leri-Weill软骨骨生成障碍女性患者的人数远远多于男性患者，系谱分析提示该病是一种X连锁显性遗传病，但该病症男，男遗传的存在排除了严格意义上的X连锁遗传方式。分子生物学研究表明，本病的致病基因是位于拟常染色体区Xp22.33的SHOX基因和Ypll.2的SHOXY基因。

二、亲代印迹的遗传学效应

根据孟德尔遗传定律，位于常染色体的各等位基因自双亲遗传给子代的概率是均等的；同理，女性将 X 连锁的等位基因遗传给其子女的概率也是均等的。现在的研究发现同样是来自双亲的某些同源染色体或等位基因却存在着功能上的差异，即不同性别的亲代传给子代的同一染色体或等位基因发生改变时，可以引起不同的表型形成，这种现象称为亲代印记（parental imprinting），也称为基因组印记（genomic imprinting）。

亲代印记可引起异常的遗传方式，使得某种遗传病看起来为显性遗传，但仅从某一特定性别的亲代遗传，而与另一性别的亲代无关。例如，Prader-Willi 综合征（OMIM#176270）和 Angelman 综合征（OMIM#105830）都是由印记异常引发的遗传病，前者表现为肥胖、肌张力低、智力低下、身材矮小、性腺功能不全、手脚小等特征性症状，后者表现为生长发育迟缓、智力发育障碍、严重的语言障碍、共济失调等症状。这两种遗传病的发病都涉及 15 号染色体长臂的异常，引人注目的是，尽管男性和女性都可能患病，但当他们继承父亲的异常染色体（突变基因）时常患 Prader-Willi 综合征；而当他们继承母亲的异常染色体（突变基因）时常患 Angelman 综合征。

亲代印记发生在哺乳动物的配子形成期，并持续影响下一代个体的一生。但基因组印记仅仅影响基因的表达，不是一种永久性的改变，而是一种可逆的基因失活形式，它不会改变基因组 DNA 的序列组成，一般在下一代配子形成时，旧的印记将被消除，并按下一代个体的性别形成新的印记。

三、基因型-表型相关联

基因型是指一个个体的遗传结构或组成，一般指特定基因座上等位基因的组成；表型是指生物体在基因型及其与环境相互作用下所产生的从分子到形态各个层次上的性状表现。虽然表型是由基因型控制的，但基因座位本身以及相关遗传背景和环境因素的影响，有些时候会使基因型和表型的关系显得异常复杂。

（一）遗传异质性

遗传异质性（genetic heterogeneity）是一种遗传性状可以由多个不同的遗传改变所引起。遗传异质性又可分为基因座异质性和等位基因异质性。

基因座异质性是指同一遗传病是由不同基因座的基因突变引起的。例如，常染色体隐性遗传性耳聋 1A 型（OMIM#220290）可以由 lp34.3 上的 CJB3 基因导致，也可以由连锁于 13q12.11 上的 GJB2 或 GJB6 基因导致。若一对同为该病患者的夫妇的致病基因不是同一基因座位，即一个亲代的基因型为 AAbb，另一个亲代的基因型为 aaBB，他们子女的基因型将是 AaBb，称为双重杂合子（double heterozygote）。

等位基因异质性是指某一遗传病是由同一基因座上的不同突变引起的。例如，B 地中海贫血（OMIM#613985）既可能是由于编码珠蛋白 p 链的卢基因点突变导致的 RNA 加工障碍或转录调控区改变引起的，也可能是由于启基因缺失引起的。

（二）基因多效性

基因多效性（pleiotropy）是一个基因可以决定或影响多个性状。在个体的发育过程中，很多生理生化过程都是互相联系、互相依赖的。基因的作用是通过控制新陈代谢的一系列生化反应而影响到个体发育的方式，从而决定性状的形成。因此，一个基因的改变可能直接影响其他生化过程的正常进行，从而引起其他性状发生相应改变。

Marfan 综合征（OMIM#154700）是一种全身性结缔组织病，患者既有身材瘦高、四肢细长、手足关节松弛、指（趾）纤细呈蜘蛛指（趾）样等骨骼系统异常，又有晶状体脱位、近视等症状，还有二尖瓣功能障碍、主动脉扩张、主动脉瘤等心血管系统畸形，是基因多效性的典型例证。

（三）外显率和表现度

外显率（penetrance）是在一定环境条件下，群体中某一基因型个体表现出相应表型的百分率。外显率等于 100%时称为完全外显（complete penetrance），低于 100%时则为不完全外显（incomplete penetrance）或外显不全。以多指（趾）轴后 A Ⅰ 型为例，一个典型的不规则显性的多指（趾）轴后 A Ⅰ 型系谱，系谱分析表明先证者Ⅲ的父亲Ⅱ。携带有致病基因，但未发病而成为顿挫型（forme fruste），在系谱中由于顿挫型的存在出现了隔代遗传（skipped generation）的现象。因此，在这个家系中推测具有该致病基因的个体数为 5 人，而实际具有多指（趾）表型的人为 4 人，其外显率为 4/5×100%=80%。一个基因的外显率不是绝对不变的，而是随着观察者所定观察标准的不同而变化。上述的多指（趾）症致病基因的外显率是以肉眼观察指（趾）的异常与否为标准的；若辅以 X 线检查，就可发现某些肉眼认为不外显的“正常人”可能也存在骨骼的异常，若以此为标准，则多指（趾）症致病基因的外显率将有所提高。

表现度（expressivity）指在不同遗传背景和环境因素的影响下，相同基因型的个体在性状或疾病的表现程度上产生的差异。例如，成骨发育不全Ⅰ型（OMIM#166200）的主要症状有多发性骨折、蓝色巩膜、传导性或混合性耳聋。由于表现度不一致，即使在一个家庭中也可看到不同患者受累器官的差异及严重程度的不同，轻症患者只表现出蓝色巩膜；重症患者可表现出早发、频发的骨折，耳聋和牙本质发育不全等症状。

外显率与表现度是两个不同的概念，其根本的区别在于外显率阐明了基因表达与否，是个“质”的问题；而表现度要说明的是在基因表达前提下的表现程度如何，是个“量”的问题。

（四）共显性

共显性（codominance）指一对等位基因之间，没有显性和隐性的区别，在杂合子个体中两种基因的作用都能表现出来。例如，人类的 ABO 血型系统（OMIM#110300）、MN 血型系统（OMIM#111300）和组织相容性抗原等都属于这种遗传方式。

ABO 血型系统是一组复等位基因（A、B 和 O）所控制的，定位于 9q34.2。其中，A 基因对 O 基因为显性，AA、AO 基因型均是 A 型血；B 基因对 O 基因也是显性，BB、BO 基因型均是 B 型血；A 基因和 B 基因为共显性，AB 基因型为 AB 型血；OO 基因型为 O 型血。

（五）延迟显性

一些带有显性致病基因的杂合子（Aa）在生命的早期，因致病基因并不表达或表达不足没有引起明显的临床表现，只有达到一定的年龄后才表现出相应的疾病临床症状，称为延迟显性（delayed dominance）。例如，Huntington 病是一种进行性神经病变，累及大脑基底神经节变性，临床表现为不自主的舞蹈样运动，随着病情加重可出现焦虑、抑郁等精神症状，并伴有智力减退。患者通常在 30～40 岁之间发病，但也有在 10 岁以前和 60 岁以后发病的病例，属于延迟显性的疾病。

（六）从性遗传和限性遗传

从性遗传（sex-influenced inheritance）是位于常染色体上的基因，由于受到性别的影响而显示出男女表型分布比例的差异或基因表达程度的差异。例如，雄激素性秃发 1 型属于常染色体显性遗传，群体中男性患者明显多于女性。男性杂合子（Aa）即会出现秃顶，表现为从头顶中心向周围扩展的进行性、弥漫性、对称性脱发，仅枕部及两侧颞部保留头发；而女性杂合子（Aa）仅表现为头发稀疏而不会表现秃顶症状。出现这种情况是因为雄激素性秃发（AG.41）基因的表达会受到体内雄性激素的影响。但携带有 AG.41 基因的女性杂合子，由于某种原因导致体内雄性激素水平升高也可出现秃顶的症状。

限性遗传（sex-limited inheritance）则指位于常染色体上的基因，由于基因表达的性别限制，只在一种性别表现，而在另一种性别则完全不能表现，但这些基因均可传给下一代。限性遗传可能主要是由于男女性在解剖学结构上的差异所致，也可能受性激素分泌方面的性别差异限制，故只在某一性别中发病，如女性的子宫阴道积水，男性的尿道下裂等。

（七）拟表型

由于环境因素的作用使个体产生的表型恰好与某一特定基因所产生的表型相同或相似，这种由环境因素引起的表型称为拟表型（phenocopy），或称表型模拟。例如，常染色体隐性遗传性耳聋 1A 型（OMIM#220290）与氨基糖苷诱发的聋都有相同的聋哑表型，这种由于药物引起的聋哑即为拟表型。拟表型是由于环境因素的影响所致，并非生殖细胞中基因本身的改变引起，因此，这种聋哑并不遗传给后代。

四、生殖腺嵌合

生殖腺嵌合（Gonadal chimerism）是一个个体的生殖腺细胞不是纯合的而是由遗传组成不同的细胞系嵌合而成的。生殖腺嵌合产生的一个常见原因是异源嵌合体，即两个精子分别与两个卵细胞受精后发生了融合，结果导致该个体的生殖腺成为由两种不同基因型的细胞群组成的嵌合体；另外，生殖腺细胞的新生突变也可导致生殖腺嵌合的产生，即在胚胎发育过程中，某个未来的生殖腺细胞的遗传物质发生突变，结果导致该个体的生殖腺细胞成为嵌合体。

由于胚胎发育的初始阶段生殖腺细胞就与其他体细胞隔离开了，所以生殖腺嵌合可以影响到生殖细胞（卵细胞或精子），但一般却不会影响到通常进行 DNA 分析的体细胞。因此对生殖腺嵌合的诊断是非常困难的。

生殖腺嵌合在遗传咨询中是一个很重要的问题，尤其是对于一些常染色体显性或 X 连锁遗传病来说。例如，Duchenne 型肌营养不良（DMD）是一种 X 连锁隐性遗传病，患者足尖走路、步态不稳，且不能跑步、跳跃，从仰卧位起立时，具有典型的 Gower 征（Gower sign）。若一位基因检测排除携带有 DMD 致病基因的母亲生育两个以上的 DMD 患儿，就应考虑用生殖腺嵌合来解释。此时，尽管患儿双亲的表型是正常的，遗传检测也查不到相应的 DNA 缺陷，但还是有可能生出多个患有相同遗传病的患儿。

五、遗传早现

遗传早现（anticipation）是一些遗传病（通常是显性遗传病）在连续几代的遗传过程中会发生患者发病年龄逐代提前和（或）病情程度逐代加重的现象，动态突变是遗传早现的分子基础。

脊髓小脑性共济失调 I 是一种常染色体显性遗传病，本病多在 30～40 岁发病，临床表现为步态不稳、行走困难、语言不清、吞咽困难、上肢共济失调、摇头和舞蹈样动作等。有一个脊髓小脑性共济失调Ⅰ型的系谱，其中Ⅰ在42岁开始发病，Ⅱ发病年龄为39岁，Ⅲ发病年龄在38岁，而Ⅳ在23岁就已发病。本病的致病基因ATX N1定位于6p22.3，发病原因是其外显子中的三核苷酸（CAG）。重复存在着动态突变。正常人的CAG重复19～38次，患者的CAG重复40～81次。重复次数越多，患者发病年龄越早、病情越严重。另外，在Huntington病、脆性X综合征等遗传病的家系分析中，都可以发现由动态突变引起的遗传早现。

六、X染色体失活

Lyon假说认为女性的两条X染色体在胚胎发育早期就有一条随机失活，即为X染色体失活（X-chromosome inactivation），或称为Lyon化（Lyonization），因此女性体细胞的两条X染色体只有一条在遗传上是有活性的。

对于X连锁遗传病来说，男性为半合子，其全身体细胞都为突变型，因此病情会很重；而对于女性杂合子，随机Lyon化会导致女性体内部分体细胞中带有显性基因的X染色体失活，另一部分是带有隐性基因的X染色体失活。这样在X连锁显性遗传病中，女性杂合子患者的病症往往较男性患者轻，且表现程度不一，如低磷酸盐血症性佝偻病女性杂合子患者的临床病情通常较轻，部分女性杂合子患者仅有低磷酸盐血症而不表现出明显的佝偻病症状；而在X连锁隐性遗传病中，一些女性杂合子携带者会表现出某些较轻的临床症状，这种现象称为显示杂合子（manifesting heterozygote），如部分女性血友病A携带者会出现凝血时间延长的现象。

第四章　多基因遗传

人类绝大多数表型性状是由环境因素和遗传因素共同决定的。一个明显的例子是暴露于紫外线的多少可以影响人的肤色，这是环境因素；但白人黑人的肤色却不会因为紫外线的暴露而发生逆转，这就是遗传因素。人类的绝大多数性状也是由环境和遗传因素共同所决定的，这包括血压、血脂、肤色、头围、身高、体重和智商等。同样，人类绝大多数常见病，如糖尿病、肥胖症、高血压、冠心病、肿瘤、精神疾病和神经退行性疾病等，也是由环境因素和遗传因素决定的。不同于前文中叙述的性状或疾病，如短指（趾）症 Al 型、眼皮肤白化病 Al 型、血友病 A 等疾病，主要是受一对等位基因的控制，这些性状称为单基因性状，又称为质量性状，所影响的疾病称为单基因遗传病，其遗传方式为单基因遗传，表现出孟德尔遗传规律，这类遗传病的群体患病率很低，一般在 1/10 000 以下，环境因素对性状表现程度的影响一般很小。而这些常见病性状往往受多个基因调控，这些性状称为多基因性状，又称为数量性状，所影响的疾病称为多基因遗传病，其遗传方式为多基因遗传（polygenic inheritance）或多因子遗传（multifactorial inheritance，MF）。其中大部分上述疾病具有“家族聚集”特征，即患者亲属的发病风险比普通人高，一般在 0.1%～1%之间，少数疾病可更高，而且环境因素对性状的表现程度影响较大。据报道，人群中 15%～20%的个体受累于多基因病。但这些疾病的遗传并不遵循孟德尔遗传规律。相反，它们由遗传易感因素与环境因素之间复杂的交互作用引起，因而被称为多因子或复杂遗传（multifactorial or complex inheritance）。

与单基因遗传疾病的罕见性不同，多基因疾病多为常见病且表型取决于相关的多个基因的共同作用。这些基因对疾病的表型贡献有大有小，因此可分为主效基因（major effect gene）和微效基因（minor effect gene）。主效基因可能存在显、隐性关系，但微效基因相互之间显隐之分并不明确，多互为共显性。多对微效基因的作用积累之后，可以形成一个明显的效应，这种现象称为累加效应（additive effect）；因而这些基因也被称作累加基因（additive gene）。近年来的研究发现，微效基因所发挥的作用或者说贡献率并不是等同的，可能存在一些起主要作用的所谓主基因（major gene），主基因有可能存在显、隐性关系。由于多基因疾病参与的基因多，不仅基因之间遗传关系复杂，同时这类疾病还往往明显受环境影响，因此这类性状也称为复杂性状，这类疾病也就称为复杂疾病。

但是，多基因遗传病和单基因遗传病的划分是一种人为的分类。最近的研究表明，某些单基因疾病基因也与多基因遗传疾病相关。同时，虽然绝大部分常见病的遗传学基础是多基因的，但这些病种仍存在一小部分可由单基因所引起，例如95%肿瘤是体细胞多基因的突变所致，但也有约5%的肿瘤被认为主要是由生殖细胞遗传的单基因的突变所引起。同样的情况也在糖尿病和骨关节炎等常见病中出现。

第一节　数量性状多基因遗传

在单基因遗传中，基因和表型之间的对应关系较为明显，因此基因改变而引起的性状的变异在群体中的分布往往是不连续的，可以明显地分为2～3群，基本与其基因型相对应，且性状不易受环境影响，所以单基因遗传的性状也称为质量性状（qualitative character）。

多基因遗传性状的变异在群体中的分布是连续的，只有一个峰，因此会有一个平均值。不同个体间的差异只是量的变异，临近的两个个体之间的差异很小，因此这类形状称为数量性状（quantitative character）。因此，数量性状是一种可测量的生理或生化数值指标，如身高、体重、血压、血清胆固醇浓度或体重指数（body mass index）等，群体中，每个个体在这些数量性状的数值上存在差别，呈现由低到高逐渐过渡，数值极高或极低的个体只占少数，大部分个体数量性状数值接近平均值：将此数量性状变异分布绘成曲线，该曲线往往表现出正态分布。这些性状在人群中呈常正态分布，而非“有或无”的遗传方式。

数量性状是由许多数目不详、作用微小的共显性的微效基因控制的，那么，它是如何影响性状或疾病的呢？现以人的身高性状为例来分析数量性状形成的遗传机制。

假设有三对非连锁的基因控制人类的身高，它们分别是AA’、BB’、CC’。这三对基因中A、B、C较A’、B’、C’对身高有增强作用，各可在平均身高（165cm）基础上增加5cm，故基因型AABBCC个体为高身材个体（195cm）；而它们的等位基因A’、B’、C’则各在身高平均值的基础上减低5cm，故基因型A’A’B’B’C’C’个体为矮身材个体（135cm），介于这两者之间的基因取决于A、B、C和A’、B’、C’之间的组合。假如亲代为一高身材（195cm）个体（AABBCC）与一矮身材（135cm）个体（A’A’B’B’C’C’）婚配，则子1代将为杂合的基因型，即AA’BB’CC’，呈中等身材（165cm）。假设相同基因型的子1代个体间进行婚配，则这三对非连锁基因按分离律和自由组合律，可产生8种精子或卵子，精卵随机结合可产生64种基因型，将各基因型按高矮数目分组，可以归并成7组：即6’0（表示有6个均带’的身高降低基因，0个不带’的身高增高基因）、5’1、4’2、3’3、2’4、1’5、0’6，它们的频数分布分别为1、6、15、20、15、6、1。再将这7组基因型组合频数分布做成柱形图，以横坐标为组合类型，纵坐标为频数，各柱形顶端连接成一线，即得到近似于正态分布的曲线。

基因遗传中，显性基因A有可能“掩盖了”隐性基因a作用，而多基因遗传中A并不是“掩盖了”A’的作用，而是与A’共同决定性状，虽然两者的作用方向是相反的。

从上述身高的例子还可以看出，多基因遗传中，虽然性状的遗传规律不符合孟德尔定律，但每一对基因的遗传方式仍符合孟德尔定律，即分离和自由组合。对于某一个数量性状而言，每个个体的控制基因数量是基本相同的，但各型基因的比例是不同的，因而造成性状具有差异性。

一般说来，决定数量性状的基因远不止3对，而且许多研究也显示每个基因的作用也并非相等。现在看来，影响我们常见病的基因数量远超出我们的认识。1999 年，科学家检测了 150 对兄弟姐妹的基因，试图找到与自闭症相关的基因，结果认为可能有 15 个基因影响自闭症的发生，虽然每个基因影响都很小，但共同作用却对疾病的产生起很大的作用。然而研究发现，影响人体一个复杂表型的基因数量远远不止十几个基因，以影响身高的基因研究为例，一项名为 GIANT 的项目曾检测了 25 万人的基因组，从中确定了影响人类身高的 700 种遗传变异体。如预料的那样，其中每个遗传变异体对身高都有着微小的影响，大约有 1mm 的身高影响。综合作用下，它们借此解释了欧洲人血统中存在 16%的上述遗传变异体。然而科学家曾估计，大约 80%的人体身高变异可以通过遗传因素来解释。Pritchard 及其团队重新分析 GIANT 数据，并计算出可能有超过 100 000 种遗传变异体会影响到我们的身高，其中大多数遗传变异体的影响非常之小，以至于很难将它们与统计学噪声区分开来，因此常被忽略。由于这些遗传变异体均匀分布在整个基因组上，因此它们的影响几乎涉及所有基因。最近，斯坦福大学研究人员建立了复杂遗传的“全基因模型”（omnigenic model），大多数认为基因对大多数表型都很重要。与以往的认识不同，虽然核心基因在某种疾病中扮演着重要角色，但基因不能孤立的工作，它们是在巨大的基因网络中相互作用。因此，如果一个突变改变任何一个基因，那么它可以改变整个基因网络。基因网络的关联十分强大，任何一个基因变化都可能波及与特定性状相关的核心基因。另外加上环境因素的影响，数量性状的复杂性就更高。

1926 年，由英国著名的科学家 Galton 提出了“平均值的回归”理论。他通过测量 204 对双亲和他们的 928 名成年子女身高获此结论：如果双亲身高平均值高于群体平均值，子女平均值就低于其双亲平均值，而接近群体身高平均值；如果双亲身高平均值低于群体平均值，则子女身高高于其双亲平均值，而接近群体身高平均值。这就是说，数量性状在遗传过程中子代将向群体的平均值靠拢，这就是回归现象。这种现象也表现于其他相似的数量性状：回归现象对理解多基因遗传病遗传特点有着重要的指导意义。

第二节　疾病多基因遗传

在多基因遗传病中，遗传基础是由多基因构成的，它部分决定了个体发病的风险。这种由遗传基础决定一个个体患病的风险称为易感性（susceptibility）。由于环境对多基因遗传病产生较大影响，因此学术界将遗传因素和环境因素共同作用决定个体患某种遗传病的风险称为易患性（liability）。也就是说易感性＋环境因素。易患性：在相同环境下不同个体产生的差异，可以认为是由不同的易感性造成的，也就是说是基因差异造成的。一般群体中，易患性很高或很低的个体都很少，大部分个体都接近平均值。因此，群体中的易患性变异也呈正态分布。但在一定的环境条件下，易感性高低可代表易患性高低。当一个个体易患性高到一定限度时，就可能发病。这种由易患性所导致的多基因遗传病发病最低限度称为发病阈值（threshold）。阈值将连续分布的易患性变异分为两部分：正常群体和患病群体。因此，多基因遗传病又属于阈值相关疾病，阈值是易患性变异的某一点，在一定条件下，阈值代表患病所必需的、最低的易患基因的数量。

某一个体的易患性高低无法测量，但是，一个群体的易患性平均值可以从该群体的患病率作出估计。利用正态分布平均值（或均值 μ ）与标准差（ δ ）之间已知关系，可由患病率估计群体的发病阈值与易患性平均值之间的距离，该距离是以正态分布的标准差作为衡量单位。已知正态分布曲线下的总面积为 100%，据此可推算得到均数加减某个标准差的范围内，曲线与横轴之间所包括面积占曲线下总面积的比例。多基因遗传病的群体易患性呈正态分布，因此，它必然具有正态分布的特征，$\mu+1\delta$（以平均值 μ 为 0，左右 1 个标准差）范围内的面积占正态分布曲线下的总面积的 68.28%，此范围以外的面积占 31.72%，左右侧各占约 16%；$\mu+2\delta$ 范围内的面积占正态分布曲线下的总面积的 95.46%，此范围以外的面积占 4.54%，左右侧各占约 2.3%；$\mu+3\delta$ 范围内的面积占正态分布曲线下的总面积的 99.74%，此范围以外的面积占 0.26%，左右侧各占约 0.13%。

多基因遗传病易患性正态分布曲线下的面积代表总人群，其易患性超过阈值的那部分面积为患者所占的百分数，即患病率。所以人群中某一种多基因遗传病的患病率即为超过阈值的那部分面积。

从其患病率就可以得出阈值距离均数有几个标准差，这只要查阅正态分布表即可（Falconer 表）。易患性正态分布曲线右侧尾部的面积代表患病率。例如，冠心病的群体患病率为 2.3%～2.5%，其阈值与易患性平均值距离约 28；而先天性畸形足的群体患病率仅为 0.13%，其阈值与易患性平均值距离约 36。

可见，一种多基因病的易患性的平均值与阈值越近，表明易患性高，阈值低，群体患病率高；相反，易患性的平均值与阈值越远，表明易患性低，阈值高，群体患病率低。

二、遗传率及估算

多基因遗传病是遗传因素和环境因素共同作用所致。这其中，遗传因素的作用大小可用遗传率来衡量：遗传率（heritability）又称遗传度，是在多基因疾病形成过程中，遗传因素的贡献大小。遗传率愈大，表明遗传因素的贡献愈大。如果一种疾病完全由遗传因素所决定，遗传率就是 100%；如果完全由环境所决定，遗传率就是 0，这两种极端情况是极少见的。某些疾病的遗传率较高，可达 70%～80%，这表明在决定疾病易患性变异上，遗传因素发挥了较大的作用，相对环境因素的作用较小；某些疾病的遗传率较小，仅为 30%～40%，这表明在决定疾病易患性变异上，环境因素发挥了较大作用，相对遗传因素的作用较小？一般说来，遗传率越低的性状或疾病，家族聚集现象越不明显。

计算人类多基因遗传病遗传率的高低在临床实践上有重要意义，传统的计算方法主要有两种，即 Falconer 公式和 Holzinger 公式。

（一）Falconer 公式

Falconer 公式（Falconer method）是根据先证者亲属的患病率与遗传率有关而建立的。

亲属患病率越高，遗传率越大，所以可通过调查先证者亲属患病率和一般人群的患病率，算出遗传率（h2 或 H）。

亲缘系数是指两个个体从共同祖先获得某一特定等位基因的总体概率，可见 Falconer 表。在亲缘系数中，一级亲属指一个人与其双亲、子女和同胞之间，其基因有 1/2 的可能性是相同的；二级亲属指一个人与其叔、伯、姑、舅、姨、祖父母和外祖父母之间，其基因有 1/4 的可能性是相同的；三级亲属指一个人与其表兄妹、堂兄妹、曾祖父母之间，其基因有 1/8 的可能性是相同的。

（二）Holzinger 公式

Holzinger 公式（Holzinger formula）是根据遗传率越高的疾病，单卵双生的患病一致率与二卵双生患病一致率相差越大而建立的。

单卵双生（monozygotic twin，MZ）是由一个受精卵形成的一对双生子，他们的遗传基础理论上是完全相同的，其个体差异主要由环境决定；二卵双生（dizygotic twin，DZ）是由两个受精卵形成的一对双生子，相当于同胞，因此他们的个体差异由遗传基础和环境因素共同决定。

所谓患病一致率是指双生子中一个患某种疾病，另一个也患同样疾病的频率。其中，CMZ 为单卵双生子的同病率；CDZ 为二卵双生子的同病率。

关于遗传率的概念和计算应注意下列问题：

（1）遗传率是由特定环境中特定人群的患病率估算得到的，因此，不宜外推到其他人群和其他环境。

（2）遗传率是群体统计量，用到个体毫无意义。如果某种疾病的遗传率为 50%，不能说某个患者的发病一半由遗传因素决定，一半由环境因素决定，而应该说在这种疾病的群体总变异中，一半与遗传变异有关，一半与环境变异有关。

（3）遗传率的估算仅适合于没有遗传异质性，而且也没有主基因效应的疾病。如果影响性状或疾病有主基因存在，并且主基因存在显、隐性关系，那么上述计算就会产生偏差。若有一个或几个显性主基因，那么估算的遗传率可以超过100%；若主基因为隐性基因，则由先证者的同胞估算的遗传率可以高于由父母或子女估算的遗传率。因此，只有当由同胞、父母和子女分别估算的遗传率相近似时，这个遗传率才是合适的。同时也才能认为该疾病的发生可能是多基因遗传的结果。

三、多基因遗传病再发风险影响因素

（一）患病率与亲属级别有关

多基因遗传病发病有明显的家族聚集倾向，患者亲属患病率高于群体患病率，而且随着与患者亲缘关系级别变远（或亲缘系数增大）患病率而剧减，向群体患病率靠拢。

在相当多的多基因遗传病中，群体患病率（q）常在0.1%～1%，遗传率为70%～80%之间，那么患者一级亲属的再发风险可利用Edwards（1960）公式，其内容为患者一级亲属再发风险qr，是群体患病率qg的平方根，即；当遗传率低于70%～80%时，患者一级亲属再发风险低于群体患病率的平方根；当遗传率高于70%～80%时，一级亲属再发风险高于群体患病率的平方根。例如：唇裂的群体患病率为0.17%，其遗传率为76%，患者一级亲属再发风险为4%；如果遗传率为100%时，患者一级亲属的再发风险上升到9%；如果遗传率在50%时，患者一级亲属的再发风险下降到2%。由此可见，多基因遗传病的再发风险与疾病的遗传率高低有关。

有些多基因病，在遗传率相同的情况下，群体患病率不同，发病风险率也不同，同样可以从图中进行估计。

（二）患者亲属再发风险与亲属中受累人数有关

在多基因遗传病中，当一个家庭中患病人数愈多，则亲属再发风险愈高。例如，一对夫妇表型正常，但第一胎出生了一个唇裂患儿以后，再次生育时患唇裂的风险为4%；如果他们又生了第二个唇裂患儿，第三胎生育唇裂风险则上升到 10%。说明这一对夫妇带有更多能导致唇裂的致病基因，他们虽然未发病，但他们的易患性更接近发病阈值，因而造成其一级亲属再发风险增高。这一点与单基因病遗传不相同，因为在单基因遗传病中的双亲基因组成已固定，并严格按孟德尔遗传规律遗传，故其后代患病概率不因为已生出几个患者而改变其原有的 1/2 或 1/4 发病风险。

（三）患者亲属再发风险与患者畸形或疾病严重程度有关

多基因遗传病发病的遗传基础是微效基因，存在共显累加效应，故在多基因遗传病中如果患者病情严重，证明其易患性远远超过发病阈值而带有更多的易感性基因，与病情较轻的患者相比，其父母所带有的易感基因也多，易患性更接近阈值。因此，再次生育时其后代再发风险也相应增高。例如，一侧唇裂的患者，其同胞的再发风险为 2.46%；一侧唇裂并腭裂的患者，其同胞的再发风险为 4.21%；双侧唇裂加腭裂的患者，其同胞的再发风险为 5.74%。这一点也不同于单基因遗传病。在单基因遗传病中，不论病情的轻重如何，一般不影响其再发风险率，仍为 1/2 或 1/4。

（四）多基因遗传病的群体患病率存在性别差异时，亲属再发风险与性别有关

在某种多基因遗传病的发病上存在性别差异时，表明不同性别的发病阈值是不同的。群体中患病率较低但阈值较高性别的先证者，其亲属再发风险相对增高；相反，群体中患病率相对高但阈值较低性别的先证者，其亲属再发风险相对较低。这种情况称为卡特效应（Carter effect）。例如，人群中先天幽门狭窄男性患病率为 0.5%，女性患病率为 0.1%，男性比女性患病率高 5 倍。则男性先证者后代中儿子患病率为 5.5%，女儿的患病率是 2.4%；而女性先证者后代中儿子患病率高达 19.4%，女儿患病率达到 7.3%。该结果说明，女性先证者比男性先证者带有更多的易感基因。

第五章　群体遗传

群体（population）又称种群，是属于一个物种，生活在同一地区，并且能够相互杂交的个体群。群体是物种的基本结构单位。群体中进行有性生殖的所有个体所拥有的基因型构成基因库（gene pool）。基因库即一个群体中所包含的全部遗传信息，含有特定位点的全部等位基因。

群体遗传学（population genetics）研究群体的遗传变异分布，特别是等位基因频率和基因型频率在人群中的维持、变化及其规律。群体遗传变异的产生、变化和维持不仅与遗传因素有关，而且体现了环境、社会因素与遗传因素的相互作用。表型的维持和变化贯穿了生物进化的全过程，群体既要保持性状的相对稳定，又要通过自然选择、迁移、基因流动等产生变异。群体遗传学的分支包括进化遗传学、分子人类学等。

遗传病在不同种族或民族人群中的差异和变化规律，也属于群体遗传学研究的重要范畴。群体遗传学应用于医学，是要探讨遗传病或复杂性状在人群中的遗传方式、致病基因频率及其变化的规律、开发相应的遗传统计方法，故又称之为遗传流行病学（genetic epidemiology）。

第一节　群体的遗传平衡

20 世纪初叶，孟德尔遗传规律被重新发现和广泛传播，当时一些问题始终困扰着遗传学家们：显性等位基因（A）在向子代传递的过程中是否会逐渐替代隐性等位基因（a）？等位基因频率和基因型频率的关系是怎样的？群体等位基因频率和基因型频率是否随世代而发生改变？为此，英国数学家 Godfrev Hardy（1847～1947）和德国医生 Wilhelm Weinberg（1862～1937）在 1908 年各自独立地解开了这个谜底。

按照孟德尔遗传规律，某一性状由一对等位基因决定，可分别标识为 A 和 a，等位基因在人群中的分布频率，称为等位基因频率（allele frequency）。而这一对等位基因组成 3 种可能的基因型（geno-type），分别为 AA、Aa 和 aa。对于人群中的任一个体，其基因型只能为 AA、Aa 和 aa 之一。基因型在人群中分布的频率，称为基因型频率（genotype frequency）。

对于常染色体显性遗传病，纯合子 AA 和杂合子 Aa 显现相同的表型；而对于隐性遗传病，纯合子 AA 与杂合子 Aa 及纯合子 aa 呈现不同的表型。由于基因型无法直接进行观察，过去多用表型频率来推测基因型频率。但这需要满足 2 个条件：单基因遗传；不同的基因型与表型一一对应。有些性状虽然符合单基因遗传方式，但表型与基因型并不一一对应。例如，ABO 血型的每种表型对应几十甚至上百种基因型。随着 DNA 测序和基因分型方法的快速发展，基因型的获取早已不存在困难。

例如，在一个 747 人的人群中，某个 SNP 位点 AA 基因型的频率（假设为 D）是 31.2%，AG 基因型的频率（假设为 H）是 51.5%，GG 基因型（假设为 R）为 17.3%。则等位基因 A 的频率（设为 p）为（747×0.312×2＋747×0.515）/747×2=0.5695，等位基因 G 的频率（设为 q）为（747×0.173×2＋747×0.515）/747×2=0.4305，即等位基因频率 p、q 与基因型频率 D、H、R 的关系为：p=D＋1/2H，q=R＋1/2H。

对于一个群体、一个单基因遗传的性状，其表型由基因型频率决定。那么，这个群体的表型频率会怎样变化？等位基因频率和基因型频率的关系又是什么？

群体遗传学的核心概念是 Hardy-Weinberg 平衡定律（Hardy-Weinberg law）。该定律解释了等位基因频率与基因型频率的关系，并在一定条件下，群体的等位基因频率和基因型频率在向子代传递的过程中保持不变。

一对等位基因 A 和 a，其等位基因频率分别为 p 和 q，p＋q=1，则群体的基因型频率为（p＋q）的二项式展开：$(p+q)^2=p^2+2pq+q^2=1$。其中，P^2、2pq 和 q^2 分别为基因型 AA、Aa 和 aa 的频率。这就是 Hardy-Weinberg 定律的内涵。

第二节　影响遗传平衡的因素

前已述及，Hardy-Weinberg 平衡适用的条件包括群体无限大、随机婚配、无突变、无选择、无迁移等。但是，真正的随机婚配和无限大群体并不存在：群体越小，群体的等位基因频率受非随机婚配、选择、迁移等的影响越明显。下面就讨论群体遗传平衡的因素。

一、非随机婚配

在 4 代之内有共同的祖先者均属近亲，如果他们之间进行婚配就成为近亲婚配（consanguineous marriage）。亲属关系的远近可用亲缘系数（coefficient of relationship）表示，它是指有亲缘关系的两个个体携带相同基因的概率。如父母与子女和同胞兄弟姐妹之间都各有 1/2 的基因相同，他们之间的亲缘系数为 1/2，父母、兄弟姊妹也被称为一级亲属；与祖父母、外祖父母、叔叔、姑姑、舅舅、姨、侄子、外甥的亲缘系数是 1/4，为二级亲属；表兄妹、堂兄妹之间的亲缘系数是 1/8，为三级亲属。

如果发生近亲结婚，夫妇双方均有可能从共同祖先遗传到同一等位基因，并把该等位基因传递给他们的子女，使子女成为该基因的纯合子。有亲缘关系的配偶，从他们共同的祖先遗传得到同一等位基因，又将该等位基因同时传递给他们子女而使之成为纯合子的概率称为近婚系数（inbreeding coefficient，F）。

（一）常染色体基因的近婚系数

表兄妹结婚典型系谱：祖父的基因型为 A1A2，祖母的基因型为 A3A4，根据近婚系数的定义，需要计算表兄妹结婚的孩子 S 的基因型为 A1A1、A2A2、A3A3 和 A4A4 四种之一的概率。A1 传递到 S 有两条途径：从 P1 到 B1 到 C1 到 S；P1 到 B2 到 C2 到 S。这其中每一步传递的概率都是 1/2，则每一条途径使 S 获得 A1 基因型的概率为 $(1/2)^3$，S 获得 A1A1 基因型的频率为 $(1/2)^3\times(1/2)^3=(1/2)^6$。同理，S 获得 A2A2、A3A3 或 A4A4 基因型的概率也为（1/2）^{6}。这样，S 的近婚系数为 4×（1/2）^{6}=1/16。

同理可知，常染色体基因一级亲属的近婚系数为 1/4，二级亲属的近婚系数为 1/8，三级亲属的近婚系数为 1/16。

（二）X 连锁基因的近婚系数

对于 X 连锁基因，男性传给女儿的概率为 1，传给儿子的概率为 0。因为男性只有 1 条 X 染色体，不可能出现纯合的 X 连锁基因。根据近婚系数的定义，父母近亲结婚时，儿子 X 连锁基因的近婚系数为 0。

在姨表兄妹婚配中，等位基因 X1 由 P1 经 B1、C1 传至 S，只需计为传递 1 步（B1 转至 C1）；基因 X1 经 B2、C2 传至 S 则传递 2 步（B2 传至 C2 和 C2 传至 S）。因此，S 为 X1X1 的概率为（1/2）^{3}。等位基因 X2 由 P2 经 Bl、Cl 传至 S，需计为传递 2 步（P2 传至 B1 和 B1 传至 C1）；基因 X2 经 B2、C2 传至 S，需计为 3 步。因此，S 为 X2X2 的概率为（1/2）^{5}。同理，S 为 X3X3 的概率也为（1/2）^{5}。故对于 X 连锁基因，姨表兄妹婚配的近婚系数 F 为（1/2）^{3}＋2×（1/2）^{5}=3/16。

在舅表兄妹婚配中，等位基因 X1 由 P1 传至 B2 时中断，因而不能形成纯合子 X1X1。等位基因 X2 由 P2 经 Bl、Cl 传至 S，只需计为传递 2 步；基因 X2 由 P2 经 B2、C2 传至 S，也只需计为传递 2 步。因此，S 为 X2X2 的概率为（1/2）^{4}。同理，S 为 X3X3 的概率也是（1/2）^{4}。故对于 X 连锁基因，舅表兄妹婚配的近婚系数 F 为 2×（1/2）^{4}=1/8。

在姑表兄妹婚配中，等位基因 X1 由 P1 传至 B1 时中断，基因 X2 和 X3 由 P2 经 B1 传至 C1 时，传递中断。因此，不能形成纯合子 X1X1、X2X2 和 X3X3，其近婚系数 F=0。

如果为堂兄妹婚配，基因 X1 由 P1 传到 B1 时中断，基因 X2 和 X3 由 P2 经 Bl 传到 C1 时，传递中断。因此，也不能形成纯合子 X1X1、X2X2 和 X3X3，其近婚系数 F=0。

综上，仅就 X 连锁基因来看，姨表兄妹婚配或舅表兄妹婚配比姑表兄妹或堂表兄妹危害大。

（三）近亲婚配的危害

近亲婚配的危害主要表现在增加隐性纯合子的频率。以表兄妹婚配为例，他们所生的子女（S）为隐性纯合子（aa）有 2 种原因：

（1）由于父母（C1 和 C2）近亲婚配从共同祖先（P1 和 P2）传递得到等位基因。在这种情况下，如果群体中等位基因 n 的频率为 q，S 为 aa 的总概率是 Fq=（1/16）q。

（2）由两个不同祖先分别传来等位基因 S 为 aa 的总概率为（1－F）q^2=（1－1/16）q^2=（15/16）q^2。

（1）和（2）相加：（1/16）q＋（15/16）q^2=q/16（1＋15q）=pq/16＋q^2。

在随机婚配中，所生子女的纯合子（aa）频率为 q^2：近亲结婚和随机婚配产生隐形纯合子的概率之比为（pq/16＋q^2）：q^2。由此可见，隐性遗传病愈罕见，患儿来自表亲婚配的概率愈大。

古埃及十八王朝为了维持皇室血统的纯正，有近亲结婚的传统。例如，法老 Tutankhamun 与自己同父异母的妹妹结婚，两个孩子都未足月而流产。

实验动物的非随机交配被用于纯系动物的培育，如将同胞小鼠交配产生的后代再进行同胞交配，如此几十代之后建成纯系小鼠，每个小鼠的常染色体基因都相同，可保证该品系小鼠遗传背景的一致性。

二、突变和选择

突变是群体发生变异的根源。基因突变对于群体遗传组成的改变有 2 个重要的作用：首先，突变本身改变了基因频率；其次，突变又为选择提供了材料：突变和选择的交互作用，构成了生物进化的遗传学基础。

选择主要是通过增加和减少个体的适合度来影响基因平衡。换言之，当一个群体的不同个体的适合度（fitness）不同时，选择就会发生作用。自然选择（natural selection）和人工选择（artificial selection）都是导致基因频率变化的重要因素。就人类而言，导致基因频率变化的主要选择因素是自然选择。

适合度是指一个个体能够生存并把他的基因传给下一代的能力，用相对生育率来表示。例如，调查了108例软骨发育不全的侏儒，共有子代27例；而他们的457个正常的同胞共生育了582例子代。因此，侏儒的相对生育率为（27/108）/（582/457）=0.1963，这个相对生育率即代表适合度。

选择系数（selection coefficient）指在选择作用下适合度降低的程度。s反映了某一基因型在群体中不利于存在的程度，因此，s=1－f。

对于显性有害基因而言，携带显性基因的纯合子和杂合子都面临选择，因而选择对显性基因的作用比较有效。如果没有新的突变产生，显性有害基因较容易从群体中消失。显性遗传病患者多为杂合子，基因频率为2pq，由于正常等位基因频率q接近于1，故杂合子的频率约等于2p。如果该显性遗传病是致死的，选择系数s=1，则被淘汰的有害等位基因将以突变来补偿。在这种情况下，新发的突变率为发病率的50%。

如软骨发育不全侏儒症的遗传方式为常染色体显性遗传，选择系数s=0.8。如果双亲都有正常表型，则这个患儿可能为父亲或母亲生殖细胞突变所致。如果该病的群体发病率为万分之一，则基因突变率为$0.8\times1/2\times0.0001=4\times10^{-5}$。

然而，对于常染色体隐性有害基因，选择作用很慢。因为有害基因杂合子携带者不被选择，其频率又高于受累纯合子的频率。当选择系数为s，有害等位基因频率为q的情况下，每代有害基因的降低约为$sq^2(1-q)$。由于q通常很小，隐性致病基因在群体中的消失会非常缓慢。

X连锁隐性有害基因有1/3分布在男性半合子中，将面临直接选择。如果提高受累男性的适合度，将会明显增加有害基因的频率。

选择还可以通过增加适合度而呈正性作用；对于某些常染色体隐性遗传病，杂合子比正常纯合子具有更高的适合度，称为杂合子优势（heterozygote advantage）。例如，常染色体隐性遗传病镰状细胞贫血症，纯合子患者有严重的溶血性贫血和持续恶病质，适合度明显降低。然而，杂合子个体对疟疾具有相对的“免疫力”，原因在于寄生疟原虫的镰状红细胞比寄生疟原虫的正常红细胞更有效地被清除，因而杂合子的适合度增高。

相比自然选择，人工选择对基因频率的影响更为明显。如人类对狗的驯化史时间至少在1.5万年以上，近几百年来产生了品种繁多的“纯种狗”，不同品种之间的体型差异巨大。由于人工选择的作用，许多狗的基因突变被人工选择固定下来。在农业和畜牧业生产中，人工育种更为常见。

三、遗传漂变

小群体或隔离人群中基因频率的随机波动称为遗传漂变（genetic drift）。由于群体较小，故等位基因在传递过程中会使有的基因固定下来而传给子代，有的基因则丢失，最终使得该基因在群体中消失。遗传漂变的速率取决于群体的大小。群体越小，漂变的速率越快，常常在几代甚至一代后即可出现基因的固定和丢失。

在一个大群体中，如果没有突变发生，则根据Hardy-Weinberg平衡定律，不同基因型的频率将会维持平衡状态。但在一个小群体中，由于与其他群体相隔离，不能够充分地随机交配，故小群体内的基因不能达到完全分离和自由组合，造成基因频率容易产生偏差，但这种偏差不是由于突变、选择等因素引起的。

不同于选择，遗传漂变的方向无法确定，但其范围却可以估测。假设有一个容量为N的群体，考虑常染色体的某一基因座A和a，其等位基因频率分别为p和q，则下一世代基因频率改变的方差为：Var=pq/2N，其中N为有效的群体容量，即群体中可以进行有性生殖个体的数量。群体越大，基因频率随世代改变的可能性越小。

当种群个体数量很小的情况下（如N=20），许多基因被固定（频率=1）或消失（频率=0）。

由此可见，种群的个体数量对维持该种群的性状是很重要的，许多濒危动物一旦个体数量过低，即使能够继续繁殖，物种的性状也很难保持。

遗传漂变对小群体的影响尤其显著。群体遗传学意义上的隔离，是指小群体（隔离群）的基础上影响群体的遗传平衡。一个群体由最初的少数几个人逐渐发展起来，则最初的人群对后代存在着显著的影响，称为建立者效应（founder effect）。例如，丹吉尔病（Tangier disease）是一种罕见的常染色体隐性遗传病，以高密度脂蛋白（HDL）显著降低、黄色扁桃体（胆固醇酯沉积）为特征。虽然本病在全世界只有50多个患者，但大多集中于美国Chesapeake海湾的Tangier岛上。该岛只有727个人，多数为1770年前后移居于此的早期移民的后裔。由于地理位置的相对隔绝，岛上居民较少与外界通婚，导致Tangier病的ABCA1基因的突变由于遗传漂变的作用，在岛上居民中频率很高。

四、迁移和基因流

迁移（migration）又称移居，即不同人群的流动和通婚，彼此渗入外来基因，导致基因流动，可改变原来群体的基因频率。这种影响称为迁移压力。迁移压力的增强可使某些基因从一个群体有效地散布到另一个群体，称为基因流（gene flow）。例如，在对苯硫脲（PTC）的尝味能力缺乏的调查中发现，在欧洲和西亚白色人种中，味盲基因频率（f）=0.60。在我国汉族人群中，味盲基因频率（f）=0.30。而在我国宁夏一带聚居的回族人群中，味盲基因频率（f）=0.45。可能的原因是在唐代，欧洲和西亚的人，尤其是波斯人沿着丝绸之路到长安进行贸易，以后又在宁夏附近定居，与汉族人婚后形成的基因流所致。

应当指出，影响遗传平衡的因素并不是独立存在的，群体越小，突变、选择、遗传漂变、非随机婚配的影响就越明显。例如，在加拉帕戈斯（Calapagos）群岛几个彼此隔绝的火山岛上形成隔离群，由于群体数量较小，发生的突变经过自然选择和遗传漂变很快被固定下来。因为能获取食物的高度不同，加拉帕戈斯巨龟颈后龟甲的形状在群岛间有所不同，类似的情况也体现在不同岛屿之间鸟喙形状的不同。隔离群等位基因频率的变化体现在表型上，显得尤为明显：影响遗传平衡的因素对规模较大的群体基因频率的影响较小，可以观察到的表型变化相对不明显。

第三节 遗传负荷

遗传负荷（genetic load）是由群体中导致适合度下降的所有有害基因的构成，主要包括突变负荷和分离负荷。遗传负荷受到近亲婚配和环境因素的影响。一个群体中遗传负荷的大小，一般以每个人携带有害基因的平均数量进行表示。据估计，每个人平均携带6个致死或半致死隐性突变基因。

一、突变负荷

突变负荷（mutation load）是遗传负荷的主要部分，由于基因的有害或致死突变而降低了适合度，给群体带来的负荷。突变负荷的大小取决于突变率（u）和突变基因的选择系数（s），如果在一个随机婚配的大群体中，显性基因发生致死性突变时，受到了选择作用，带有致死突变基因的患者死亡使该基因消失，不会增加群体的遗传负荷；如果显性基因是半致死突变（semi-lethal mutation），突变基因使携带者适合度下降50%，只有50%的机会将半致死基因传递下去，造成下一代死亡的风险为（50%×50%）=25%，而有75%的概率将半致死基因再传到下一代；由此类推，半致死基因在一代代传递中仍可造成一定的遗传死亡，但遗传负荷不断增加。随着显性突变的致死性降低，虽然会受到选择系数的影响，仍会造成遗传负荷的增加。随着现代医疗技术的发展，一些原来致死性的疾病变成可控制的慢性病，并可产生后代，这样的疾病随着适合度的增加，群体的遗传负荷也将逐渐增加。

如果在一个随机婚配的大群体中，隐性有害基因在纯合子状况下受到选择作用，有害基因纯合子频率为q^2，选择系数为s，降低的适合度为sq^2；突变率u造成适合度降低，因而

$u=sq^2$，$q^2=u/s$，某基因的突变负荷$=sq^2=su/s=u$。

如果是X连锁隐性基因突变，在男性中与常染色体显性基因突变相似，在女性中则与常染色体隐性基因突变相同，都将在一定程度上增加群体的遗传负荷。如果X连锁显性基因突变，无论男性和女性，均与常染色体显性基因突变相似，即显性突变致死性下降，选择系数减小，都将导致群体的遗传负荷一定程度的增加。

二、分离负荷

分离负荷（segregation load）是指由于杂合子（Aa）与杂合子（Aa）之间的婚配，后代中有1/4为纯合子（aa），其适合度降低，因而导致群体遗传负荷增加；纯合子（aa）的选择系数愈大，适合度降低愈明显，则群体遗传负荷的增加愈显著。

三、影响遗传负荷因素

（一）近亲婚配对遗传负荷的影响

近亲婚配可以增加罕见的隐性有害基因的纯合子频率，因而增加了群体的分离负荷；群体的遗传负荷应该是随机婚配群体的遗传负荷与近亲婚配的遗传负荷之和。由于近亲婚配会造成有害的遗传效应，因而近亲婚配所造成的遗传负荷比随机婚配群体的遗传负荷大。

（二）环境对遗传负荷的影响

环境中存在有害因素，可以诱发基因突变、畸形和癌的发生，从而增加群体的突变负荷。

（1）电离辐射电离辐射可以直接破坏DNA的分子结构甚至引起染色体结构改变。例如，紫外线照射产生嘧啶二聚体，γ射线辐射产生的DNA双链断裂等。这些突变如果是非致死性的，将增加群体的突变负荷。对群体来说，主要是小剂量慢性照射；辐射强度0.01Sv可诱发2.5×10^{-8}突变/基因，人群的自然突变率为1×10^{-6}基因，因而0.4Sv可使突变率增高一倍，称为加倍剂量，加倍剂量是人群不能耐受的剂量。

（2）化学诱变剂：许多化学品是诱变剂、致癌剂和致畸剂。这些化学品在环境污染物、工农业生产、日常饮食和药品中均有可能有所接触。例如，电子垃圾焚烧产生的持久性有机污染物，香烟和汽车尾气中的苯并芘，食物中的亚硝酸盐，花生霉变产生的黄曲霉素 B，诱变剂中的 2，4-氨基苯甲醚硫酸盐等都有致癌和致畸作用。

第四节　连锁不平衡及其应用

在人类基因组中存在着大量的序列变异，其中在群体中能够以孟德尔遗传的方式传递到子代的变异称为 DNA 多态。这些变异以单核苷酸多态性（SNP）最为常见，另有微卫星（microsatellite）DNA 序列多态性、重复序列多态性等。这些多态性多数并不影响个体的表型。通常，多态性位点的等位基因频率＞1%。因为多态性位点呈孟德尔遗传传递方式，因而可以作为连锁分析和基因精细定位的遗传学标记。

连锁不平衡（linkage disequilibrium）是指不同位点上各等位基因在群体中的非随机组合，即不同基因座上的各等位基因一起遗传到子代的频率明显高于其随机传递的频率。某致病突变发生之后，由于发生重组，离该致病位点越近的区域，越容易被一起传递到子代。经过多代之后，与致病基因位置点一起传递下来的区域变得很小。由于该位点及其周围区域来源于若干代前的同一段染色体区域，这段区域的各个多态性位点之间即存在连锁不平衡。

例如，两个相邻的 SNP 位点，分别为 A/G 和 G/T 域多态。由于这两个位点之间存在连锁不平衡，单体型（haplotype）A-G 总在一起被传递到子代。如果一旦在案这两个位点之间发生重组，A-G 的单体型就被破坏：两个位点之间的连锁不平衡程度常用 D’ 或 r2 来度量，当 D’ 和 r2=1 时为完全连锁不平衡，一般认为两个位点间 r2＞0.8 时存在明确的连锁不平衡。

一般来说，存在连锁不平衡的区域总是比较小的，在 100kb 以内。在特定人群中，某一段存在连锁不平衡的区域源于同一祖先。利用这一特点，可以进行针对某种疾病或性状的关联分析（association study）。例如，在病例一对照研究中发现，某个 SNP 位点的等位基因频率与对照组有显著差异，即可推论该位点与这种疾病或性状存在关联。这种关联并不是病因学上的联系，即使能够排除并发因素的影响，也只能说明与疾病（或性状）存在关联的 SNP 位点与致病的基因位点间存在连锁不平衡，而不能说该 SNP 位点就是致病基因。诚然，存在连锁不平衡位点之间的物理学距离应该不远。

不同种族或民族在基因组的同一区域的进化历程不同，造成基因位点间的连锁不平衡在不同种族或民族之间存在差异。彼此之间存在连锁不平衡的多态性位点构成单倍型模块（haplotype block）。不同种族或民族的单体型模块结构不同。根据人类基因组单体型模块的分布信息，选取 50 万个以上的 SNP 位点即可覆盖整个基因组。原因在于，从理论上说，基因组上的任何点突变都会与其所在单体型模块的 SNP 存在连锁不平衡。

全基因组关联分析（genome wide association study，GWAS）即是利用高通量的基因分型手段获得覆盖基因组的 SNP 基因型，从而进行基因型一表型的关联分析。GWAS 在代谢性疾病、心血管疾病、神经系统疾病、肿瘤等复杂性状疾病的遗传学研究中已得到广泛应用。但对 GWAS 结果的解释需要注意以下几点：

（1）对疾病或性状存在显著关联的 SNP 位点并不代表功能上的联系，只是说明该 SNP 与致病基因位点间可能存在连锁不平衡（除非 SNP 本身就是致病突变，或与致病基因的表达有关）。

（2）要注意多重检验的调整，100 万个 SNP 关联分析的显著性差异水平应该是 $P<5\times10^{-8}$（$0.05/1\times10^{6}$）。

（3）对于复杂性状，每个易感基因位点的遗传相对风险（genetic relative risk，GRR）可能并不高，需要较大的样本量才能保证检验效能。

第六章　线粒体病的遗传

线粒体作为真核细胞的能量代谢中心，有细胞“动力工厂”之称。此外，线粒体内还含有 DNA 分子，被称为人类第 25 号染色体，是除细胞核之外唯一含有遗传密码和表达系统的细胞器，因此线粒体在人类遗传中占有重要地位。随着对线粒体研究的不断深入，有关线粒体 DNA（mitochondrial DNA，mtDNA）的突变与人类疾病和衰老乃至肿瘤的关系日益受到人们的关注。研究表明，mtDNA 突变的积累与氧化损伤是许多人类疾病的重要病因。由 mtDNA 突变（遗传或自发）导致线粒体结构或功能异常所引发的疾病称为线粒体遗传病（mitochondrial disease）。

第一节　线粒体遗传病传递及发病规律

一、母系遗传

卵细胞拥有上百万拷贝的 mtDNA，而精子中只有很少的线粒体。在形成受精卵时，精子的头部（细胞核）进入卵细胞，其含有线粒体的尾部中段，会被特异性识别而降解，几乎不进入受精卵，所以受精卵中的线粒体绝大部分来自卵细胞，来源于精子的 mtDNA 对表型无明显作用，使其传递方式不符合孟德尔遗传，而是母系遗传（maternal inheritance），即母亲将 mtDNA 传递给自己的儿子和女儿，但只有女儿能把 mtDNA 传递给下一代。因此，如果在一个家系中发现某些成员具有相同临床症状，且都是从受累的母亲传递而来，这种情况下，应该考虑可能是线粒体基因突变导致的。研究也发现有少数父源性线粒体，但迄今为止，还没有发现它们与疾病的发生有关。

二、同质性与异质性

由于mtDNA发生突变，可能导致细胞中存在野生型mtDNA和突变型mtDNA两种不同的类型。如果同一组织或细胞中mtDNA分子都是一致的，称为同质性（homoplasmy）。在克隆和测序的研究中发现一些个体同时存在两种或两种以上类型的mtDNA，这是由于mtDNA发生突变，导致同一组织或细胞中既含有野生型mtDNA又含有突变型mtDNA，称为异质性（heteroplasmy）。异质性一般表现为：同一个体的不同组织、同一组织不同细胞、同一细胞甚至同一线粒体内有不同的mtDNA拷贝；同一个体在不同的发育时期产生不同的mtDNA。

不同组织中异质性水平的比率和发生率各不相同，如中枢神经系统、肌肉组织中异质性的发生率较高，血液中异质性的发生率较低；在成人中的发生率远远高于儿童中的发生率，而且随着年龄的增长，异质性的发生率增高。

三、阈值效应

mtDNA突变存在着阈值效应。在异质性细胞中，突变型mtDNA和野生型mtDNA的相对比例决定了细胞是否能量短缺。能引起某种组织或器官的功能异常的突变mtDNA的最低限度，称为阈值。所以在含有大量突变型mtDNA的组织细胞中，产生的能量不能维持细胞的正常功能时，机体就会出现异常表型，即线粒体病。根据特定细胞或组织对能量依赖程度的不同，线粒体基因突变产生有害影响的阈值就不同。因此，如脑、骨骼肌、心脏、肾脏、肝脏等高能的组织，非常容易受线粒体基因突变的影响。

四、不均等的有丝分裂

细胞分裂时，突变型和野生型mtDNA发生分离，随机地分配到子细胞中，使子细胞拥有不同比例的突变型mtDNA分子，这种随机分配导致mtDNA异质性变化的过程称为复制分离。异质性细胞经过有丝分裂，分配到两个子细胞中的突变型mtDNA和野生型mtDNA

的比例发生漂变，向同质性的方向发展。分裂旺盛的细胞（如血细胞）往往有排斥突变 mtDNA 的趋势，经无数次分裂后，细胞逐渐形成只有野生型 mtDNA 的同质性细胞。突变 mtDNA 具有复制优势，在分裂不旺盛的细胞（如肌细胞）中逐渐累积，形成只有突变型 mtDNA 的同质性细胞。漂变的结果致使表型也随之发生改变。

五、mtDNA 的突变率极高

由于 mtDNA 的自身特殊结构，缺乏组蛋白保护且损伤修复机制不完善，又直接暴露于高活性氧环境以及复制频率较高等诸多原因，使得 mtDNA 的突变率比 nDNA 高 10～20 倍，从而造成个体及群体中的序列相差较大。任何两个人的 mtDNA，平均每 1000 个碱基对中就有 4 个不同。人群中存在多种中性到中度有害的 mtDNA 突变，且高度有害的 mtDNA 突变不断增多，但有害的突变会通过选择而消除，因此尽管线粒体疾病并不常见，突变的 mtDNA 基因却很普遍。

第二节　线粒体基因突变及疾病

mtDNA 基因突变可影响氧化磷酸化功能，致使 ATP 合成障碍，能量来源不足，引起细胞的功能异常或凋亡，最终导致一些组织和器官功能减退，从而出现相应的临床症状。这些临床症状的出现和严重程度取决于诸多因素，例如胚胎发育早期线粒体突变基因组的复制分离程度、突变的 mtDNA 在某一特定组织中所占的比例以及异常表型出现时组织中突变的 mtDNA 需达到的阈值水平等等。线粒体疾病是母系遗传的，线粒体基因的点突变也是母系遗传的，然而，由于某些突变的线粒体基因组不能够通过遗传瓶颈，因此线粒体病有时也不完全符合母系遗传方式。

一、线粒体基因突变类型

这些突变主要与脑、脊髓及神经性疾病有关，如 Leber 遗传性视神经病和神经肌病。但同一种突变，对不同患者可造成不同的临床症状。

所有线粒体蛋白质生物合成基因突变都为线粒体 tRNA 基因突变。这些突变所致的疾病比错义突变表现更具有系统性的临床特征。代表性疾病有肌阵挛性癫痫伴碎红纤维病（myoclonus epilepsy and ragged-red fibers，MERRF 综合征）、线粒体脑肌病伴乳酸中毒及脑卒中样发作（mitochondrial encephalomyopathy with lactic acidosis and stroke-like episodes，MELAS 综合征）、母系遗传的肌病及心肌病。

mtDNA 的异常重组或在复制过程中异常滑动往往是导致 mtDNA 发生缺失的原因。在 mtDNA 中经常是以缺失多见，而插入突变较少。缺失突变主要引起绝大多数眼肌病、神经肌肉性疾病及一些退化性疾病，这类疾病多为散发性，无家族史，如 KSS 综合征（Keams-Sayre syndrome，KSS）。

拷贝数目突变是指 mtDNA 拷贝数减少，低于正常。这种突变较少，仅见于一些致死性婴儿呼吸障碍、乳酸中毒或肾衰竭的病例。

二、常见线粒体遗传病

Leber 遗传性视神经病（Leber hereditary optic neuropathy，LHON。OMIM#535000），因 1871 年由德国眼科医生 Leber 首次报道而得名，其主要症状为视神经退行性病变，又称 Leber 视神经萎缩。本病是一种罕见的眼部线粒体疾病，也是被证实的第一种母系遗传的典型病例。

【病因】引起 LHON 的 mtDNA 突变均为点突变。1987 年 Wallace 等发现 LHON 患者的 mtDNA 基因第 11778 位点的碱基由 G 置换为 A（G11778A），导致电子呼吸链酶复合体 I（NADH 脱氢酶）中的 ND4 亚单位上第 340 位的精氨酸替换成组氨酸，使 NADH 脱氢酶活性降低，影响线粒体产能效率，导致视神经细胞提供的能量不能长期维持视神经的完整结构，造成神经细胞退行性病变、死亡。随着人们研究的深入，已相继报道有更多 mtDNA 点突变与 LHON 有关：90%以上的病例中存在三种突变，分别为 G11778A（DN4）、G3460A（DN1）、T14484C（DN6），而且在这些患者中，11778 突变占 50%～70%。

【临床表现】LHON 是一种急性或亚急性发作的母系遗传病。典型的 LHON 首发症状是视物模糊，随后的几个月之内出现无痛性、完全或接近完全的失明。通常是两眼都受累，或者一只眼睛失明不久，另一只也很快失明。视神经和视网膜神经元的退化是 LHON 的主要病理特性。另外还有周围神经退化、心脏传导阻滞和肌张力的降低。患者通常在 20。30 岁时发病，但任何年龄均可发病，男性较多见。

线粒体脑肌病（mitochondrial encephalopathy，ME）是由于线粒体功能缺陷导致的以中枢神经和肌肉受累为主的多系统疾病。本病为一组临床综合征，根据临床表现，可将 ME 分为肌阵挛性癫痫伴碎红纤维病（MERRF 综合征）、线粒体脑肌病伴乳酸中毒及脑卒中样发作（MELAS 综合征）、KSS 综合征、慢性进行性眼外肌瘫痪（CPEO）等。

MERRF 综合征（OMIM#545000）是一种罕见的、异质性母系遗传病，具有多系统紊乱的症状。

【病因】大部分 MERRF 综合征患者是由线粒体基因组中编码转运赖氨酸的 tRNA 基因第 8344 位点 A-G 的碱基发生置换所致。

【临床表现】40 岁以前均可发病，10 岁左右起病多见。其主要临床特征为癫痫（包括失神发作、失张力发作和强制阵挛发作），伴有进行性神经系统障碍（意向性震颤、小脑共济失调、智力减退）。患者肌纤维紊乱、粗糙，形态异常的线粒体在骨骼肌细胞中积累，用特定染色剂染色呈红色，故称为破碎红纤维。伴随症状可有身材矮小、精神运动发育迟缓、神经性耳聋、视神经萎缩等。

MELAS 综合征（OMIM#540000）是最常见的母系遗传线粒体疾病。

【病因】约 80%的患者 mtDNA 编码转运亮氨酸的 tRNA 基因 3243 位点有 A-G 突变，

另外四种少见的突变出现在该基因的3291、3271、3256和3252位点。

【临床表现】患者常在40岁以前出现症状，主要临床表现为阵发性呕吐，癫痫发作和中风样发作，乳酸中毒。有时伴痴呆、耳聋、周围性偏头痛、眼外肌无力或麻痹、身材矮小等症状。肌肉组织病变，有碎红纤维。

KSS综合征（OMIM#530000），又称为慢性进行性眼外肌麻痹。

【病因】KSS综合征和CPEO主要由于mtDNA的缺失引起，缺失类型多样，缺失大小和位置在个体间差异很大。缺失都发生在H及L链的复制起始点之间，且缺失侧翼有同向重复序列。KSS综合征患者病情严重程度取决于缺失型mtDNA的异质性的程度和组织分布。异质性程度低时，仅表现为眼外肌麻痹；肌细胞中缺失型mtDNA＞85%时，可发生KSS综合征的所有临床症状。

【临床表现】KSS综合征和CPEO是同一疾病的两种不同类型，CPEO患者的主要临床症状以进行性外部眼肌麻痹为主，伴眼睑下垂，四肢无力。KSS综合征患者除进行性外部眼肌麻痹外，还具有视网膜色素变性，心肌电传导异常，共济失调，感觉神经性听力丧失甚至痴呆。发病年龄一般低于20岁，大多数病人在确诊后几年内死亡。

线粒体心机病。

【病因】mtDNA的点突变和缺失与某些心肌病有关，如3260位点的A-G突变可引起母系遗传的线粒体肌病和心肌病，4977位点的缺失多见于缺血性心脏病、冠状动脉粥样硬化性心脏病等，扩张性心肌病和肥厚性心肌病均可见7436位点的缺失等。

【临床表现】线粒体心肌病（mitochondrial cardiomyopathy）累及心脏和骨骼肌，患者常有严重的心力衰竭，主要临床症状为劳动性呼吸困难，心动过速，全身肌无力，伴全身严重水肿、心脏和肝脏增大等症状。

帕金森病。1817年英国医生James Parkinson首先对此病进行了详细的描述。帕金森病（Parkinson disease，PD），是一种晚年发病的运动失调症，也是一种慢性中枢神经系统退化性失调，它会损害患者的动作技能、语言能力以及其他功能，出现震颤，又称震颤性麻痹。

【病因】帕金森病的确切病因至今未明。患者脑组织，特别是黑质中存在 mtDNA 缺失。研究发现，患者线粒体基因组中可以检测到 4977bp 长的一段 DNA 缺失，缺失区域从 ATPase8 基因延续到 ND5 基因，结果导致线粒体复合体中的 4 个亚单位功能异常，进而引起神经元中能量代谢障碍，使得脑黑质中多巴胺能神经元细胞的退化性变性。大多数学者认为，遗传因素、环境因素、年龄老化、氧化应激等均可能参与 PD 多巴胺能神经元的变性死亡过程。

【临床表现】约 70%的患者以震颤为首发症状，多始于一侧肢体的震颤或活动笨拙，进而累及对侧肢体。临床上主要表现为静止性震颤，运动迟缓，肌强直和姿势步态障碍，更甚者生活完全无法自理。少数病人有痴呆症状。

第七章　人类染色体及染色体畸变

第一节　人类染色体

染色体（chromosome）是遗传物质（基因）的载体。它由DNA和蛋白质等构成，具有储存和传递遗传信息的作用。真核细胞的基因大部分存在于细胞核内的染色体上，通过细胞分裂，基因伴随染色体的传递而传递，从母细胞传给子细胞、从亲代传给子代，延续着生命活动。不同物种的染色体数目和形态各具特征，同种生物染色体的形态和数目相对恒定，因此，染色体也被认为是物种鉴定的重要标志。

人类染色体研究已有100多年的历史。1888年，德国解剖学家W. Waldeyer根据细胞有丝分裂和生殖细胞减数分裂观察到的现象，提出了染色体这一名词。但由于实验技术和研究方法的限制，对人类染色体数目的确定经历了漫长的历程。直到1956年，Joe Hin Tjio（蒋有兴）和Albert Leven的实验才明确证实了人类体细胞的染色体数目为46条。此后染色体技术很快被应用于临床。1959年，Jerome Lejeune对3例唐氏综合征患儿进行了染色体检查，发现患者比正常人多了一条第21号染色体，从而确诊了人类第一例染色体病；1960年，人们发现了慢性粒细胞性白血病患者的Ph染色体；1968年，Q显带技术问世，并相继出现了各种染色体显带技术，提高了染色体分析的精确性，发现了一些过去所不能发现的染色体结构异常；1976年，高分辨显带技术的出现，加速了染色体研究的步伐。20世纪80年代末分子生物学研究迅速发展，并与细胞遗传学结合，出现了分子细胞遗传学这一新的研究领域。分子细胞遗传学是综合利用细胞遗传学和分子遗传学技术或结合其他某种技术以解决单独应用细胞遗传学技术无法解决的染色体异常或变异：目前可以检测单个碱基突变至10kb DNA的缺失，从基因水平上揭示各种遗传病的本质。

一、人类染色体的基本特征

（一）染色质和染色体

染色质（chromatin）和染色体实质上是同一物质在不同细胞周期、执行不同生理功能时不同的存在形式。在细胞从间期到分裂期过程中，染色质通过螺旋化凝缩（condensation）成为染色体，而在细胞从分裂期到间期过程中，染色体又解螺旋舒展成为染色质。

1. 染色质

染色质是间期细胞核中伸展开的DNA蛋白质纤维：间期细胞核的染色质可根据其所含核蛋白分子螺旋化程度以及功能状态的不同，分为常染色质（euchromatin）和异染色质（heterochromatin）。

（1）常染色质和异染色质：常染色质在细胞间期螺旋化程度低，呈松散状，染色较浅而均匀，含有单一或重复序列的DNA，具有转录活性，常位于间期细胞核的中央部位。异染色质在细胞间期螺旋化程度较高，呈现凝集状态，而且染色较深，多分布在核膜内表面，其DNA复制较晚，含有重复DNA序列，很少进行转录或无转录活性，是间期核中不活跃的染色质。异染色质通常具有三个特点：在细胞间期处于凝缩状态；是遗传惰性区，只含有不表达的基因；复制时间晚于其他染色质区域。异染色质又分为两种：一种称为结构异染色质（constitutive heterochromatin）或专性异染色质。结构异染色质是异染色质的主要类型，这类异染色质在各种细胞中总是处于凝缩状态（正异固缩），一般为高度重复的DNA序列，没有转录活性，常见于染色体的着丝粒区、端粒区、次缢痕以及Y染色体长臂远端2/3区段等；另一种叫功能异染色质或称为兼性异染色质（facultative heterochromatin），这类染色质是在特定细胞或在一定发育阶段由常染色质凝缩转变而形成的。当其浓缩时，基因失去了活性，无转录功能；当其处于松散状态时，又能够转变为常染色质，恢复其转录活性（负异固缩）。通常认为在常染色质和异染色质的转化过程中，DNA甲基化发挥了重要的调控作用。

（2）性染色质：性染色质（sex chromatin）是性染色体（X和Y）在间期细胞核中显示

出来的一种特殊结构，包括 X 染色质和 Y 染色质。性染色质属于兼性异染色质。

X 染色质（X chromatin）：1949 年，ML. Barr 等人在雌猫神经元细胞核中发现一种浓缩小体，在雄猫中则见不到这一结构。进一步研究发现，除猫以外，其他雌性哺乳类动物（包括人类）间期细胞中也同样存在这种显示性别差异的结构，而且不仅是神经元细胞，在其他细胞的间期核中也可以见到这一结构，称之为 X 染色质或 X 小体。

正常女性的间期细胞核中紧贴核膜内缘有一个染色较深，大小约为 1nm 的椭圆形小体，即为 X 染色质。正常男性则没有 X 染色质。为什么正常男女性之间的 X 染色质存在差异？女性两个 X 染色体上的每个基因的两个等位基因所形成的产物，为什么不比只有一个 X 染色体半合子的男性的相应基因产物多？为什么某一 X 连锁的突变基因纯合女性的病情并不比半合子的男性严重？1961 年，女科学家 Mary Frances Lyon 提出的 X 染色体失活的假说（Lyon 假说）对这些问题进行了解释。该假说的要点如下：

①失活发生在胚胎发育早期（人类晚期囊胚期，也就是大约第 16 天左右）。

②X 染色体的失活是随机的，异固缩的 X 染色体可以来自父亲也可以来自母亲。

③失活是完全的，雌性哺乳动物体细胞内仅有一条 X 染色体是有活性的，另一条 X 染色体在遗传上是失活的。

④失活是永久的和克隆式繁殖的。一旦某一特定的细胞内的 X 染色体失活，那么由此细胞而增殖的所有子代细胞也总是这一个 X 染色体失活。如果是父源的 X 染色体失活，则其子细胞中失活的 X 染色体也是父源的，所有这个细胞的子代细胞中都将表达有活性的母源 X 染色体。在一个正常女性的细胞中，失活的 X 染色体既有父源的，也有母源的。因此，失活是随机的，但同时也是恒定的。

Lyon 同时也注意到间期核内 X 染色质数目总是比 X 染色体数目少 1，即 XX 者有 1 个 X 染色质，XXX 者有 2 个 X 染色质。因此，两个 X 染色体中有 1 个 X 染色体是异固缩的，并且是迟复制的。在细胞代谢中，异固缩的 X 染色体没有活性，只有 1 个 X 染色体有活性。

在异常细胞中具有的额外X染色体也无活性。对于正常男性，单个的X染色体不发生异固缩，而且任何时候都是有活性的，故无X染色质。

需要指出的是，虽然X染色体失活通常是随机的，但结构异常的X染色体，如有缺失的X染色体是优先失活的；另一方面，在X染色体平衡易位携带者个体中，通常是正常的X染色体优先失活。另外值得注意的是，虽然X失活是广泛的，但并不是完全的，失活的X染色体上基因并非都失去了活性，有一部分基因仍保持一定活性。据估计，人类X染色体上约有1/3的基因可能逃避完全失活。因此当X染色体数目偏离正常数目时，个体就表现出了多种异常临床症状。如47，XXY的个体不同于46，XY的个体；47，XXX的个体不同于46，XX的个体，而且X染色体越多时，表型的异常更严重。

目前认为X染色体失活的引发，需要一种特异的、非翻译的RNA，称为X染色体失活特异转录因子（X inactivation-specific transcript，XIST）参与，这种RNA在将要失活的X染色体上大量积累，并包被该X染色体，然后，通过表观遗传改变，最终导致失活？编码XIST RNA的基因XIST位于Xq13.2。

Y染色质（Y chromatin）：正常男性的间期细胞用荧光染料染色后，在细胞核内可出现一个强荧光小体，直径为0.3nm左右，称为Y染色质或Y小体。研究发现Y染色体长臂远端部分为异染色质，可被荧光染料染色后发出荧光。Y染色质是男性细胞中特有的，女性细胞中不存在。与X染色质不同的是，细胞中Y染色质的数目与Y染色体的数目相同。如核型为47，XYY的个体，细胞核中有两个Y染色质。

2．染色体

染色质由无数个重复的核小体（nucleosome）亚单位构成。核小体则由4种组蛋白（H2A、H2B、H3、H4各2个分子）组成的八聚体核心表面围以长约146bp的DNA双螺旋所构成，此时DNA分子被压缩了6倍。组蛋白Hl位于相邻的两个核小体的连接区DNA表面，核小体进一步折叠或卷曲产生1/40倍压缩的30nm纤维状结构，相当于基本染色质丝。染色质丝进一步螺旋化，形成环状结构，这些环的基部附着于非组蛋白构成的“支架”上。这种纤维的直径约为240nm，它可能是间期染色体的最终包装水平，称为染色单体丝。染色体包装的最后阶段发生在细胞进入有丝分裂或减数分裂时。染色单体丝通过围绕中心轴螺旋缠绕和向染色体中心方向的压缩作用形成染色体。至此，几厘米长的DNA成了几微米长的染色体，其长度约为原来的万分之一。这种有效的包装方式，使细胞在分裂过程中能够把携带遗传信息的DNA从染色体形式平均分配给子细胞。

（二）人类染色体的数目、结构和形态

1．人类染色体的数目

在真核生物中，一个正常生殖细胞（配子）中所含的全套染色体称为一个染色体组，其所包含的全部基因称为一个基因组（genome）。具有一个染色体组的细胞称为单倍体（haploid），以n表示；具有两个染色体组的细胞称为二倍体（diploid），以2n表示。人类正常体细胞染色体数目是46，即2n=46条，正常生殖细胞（精子或卵子）中染色体数为23条，即n=23条。

2．人类染色体的结构、形态

在细胞增殖周期中的不同时期，染色体的形态结构不断地变化着。有丝分裂中期染色体的形态最典型，可以在光学显微镜下观察，常用于染色体研究和临床上染色体病的诊断。

每一中期染色体都具有两条染色单体（chromatid），互称为姊妹染色单体，它们各含有一条DNA双螺旋链。两条单体之间由着丝粒（centromere）相连接，着丝粒处凹陷缩窄为初级缢痕或主缢痕（primary constriction）。着丝粒是纺锤体附着的部位，在细胞分裂中与染色体的运动密切相关，失去着丝粒的染色体片段通常不能在分裂后期向两极移动而丢失。着丝粒将染色体划分为短臂（p）和长臂（q）两部分。在短臂和长臂的末端分别有一特化部位，称为端粒（telomere）。端粒起着维持染色体形态结构的稳定性和完整性的作用。在某些染色体的长、短臂上还可见凹陷缩窄的部分，称为次级缢痕（secondary constriction）。人类近端

着丝粒染色体的短臂末端有一球状结构，称为随体（satellite）。随体柄部为缩窄的次级缢痕，该部位与核仁的形成有关，称为核仁形成区或核仁组织者区（nucleolus organizing region，NOR）。核仁组织者区含有核糖体 RNA 基因 18S 和 28S 的 rDNA，其主要功能是转录 rRNA，参与核糖体大亚基前体的合成。

染色体上的着丝粒位置是恒定不变的，根据着丝粒的位置可将染色体分为 4 种类型：

（1）中央着丝粒染色体（metacentric chromosome），着丝粒位于或靠近染色体中央。若将染色体全长分为 8 等份，则着丝粒位于染色体纵轴的 1/2～5/8 之间，并将染色体分为长短相近的两个臂。

（2）亚中央着丝粒染色体（submetacentric chromosome），着丝粒位于染色体纵轴的 5/8～7/8 之间，其将染色体分为长短不同的两个臂。

（3）近端着丝粒染色体（acrocentric chromosome），着丝粒靠近一端，位于染色体纵轴的 7/8～末端之间，短臂很短。

（4）端着丝粒染色体（telocentric chromosome），着丝粒位于染色体的末端，没有短臂。人类正常染色体只有前三种类型，即中央着丝粒染色体、亚中央着丝粒染色体和近端着丝粒染色体。

（三）性别决定及性染色体

人类性别是由细胞中的性染色体所决定的。在人类的体细胞中有 23 对染色体，其中 22 对染色体与性别无直接关系，称为常染色体（autosome）。常染色体中的每对同源染色体的形态、结构和大小都基本相同；而另外一对与性别决定有明显而直接关系的染色体称为性染色体（sex chromosome），其中包括 X 染色体和 Y 染色体。两条性染色体的形态、结构和大小都有明显的差别。X 染色体的长度介于 C 组第 6 号和第 7 号染色体之间，而 Y 染色体的大小通常与 G 组第 21 号和 22 号染色体相当。男性的性染色体组成为 XY，而女性的性染色体组成为 XX，即男性为异型性染色体，女性为同型性染色体。这种性别决定方式为 XY 型性别决定。因此，在配子发生时，男性可以产生两种精子，含有 X 染色体的 X 型精子和含有 Y 染色体的 Y 型精子，两种精子的数目相等；而女性则由于细胞中有两条同源的 X 染色体，因此，只能形成一种含有 X 染色体的卵子。受精时，X 型精子与卵子结合，形成性染色体组成为 XX 的受精卵，将来发育成为女性；而 Y 型精子与卵子结合则形成性染色体组成为 XY 的受精卵，将来发育成为男性。所以人类的性别是精子和卵子在受精的瞬间决定的，确切地说是由精子决定的。在自然状态下，不同的精子与卵子的结合是随机的，因而人类的男女比例大致保持 1∶1。

很显然，性别是由精子中带有的 X 染色体或 Y 染色体所决定的，而 X 染色体和 Y 染色体在人类性别决定中的作用并不相等。一个个体无论其有几条 X 染色体，只要有 Y 染色体就决定男性表型（睾丸女性化患者除外）。性染色体异常的个体，如核型为 47，XXY 或 48，XXXY 等，他们的表型是男性，但是一个不正常的男性。没有 Y 染色体的个体，其性腺发育基本上是女性特征，即使只有一条 X 染色体如核型为 45，X 的个体，其表型也是女性，但为一个表型异常的女性。

现已确认人类 Y 染色体短臂上有一个决定性别的关键基因，称为性别决定区域 Y 基因（sex-determining region Y，SRY），SRY 位于 Ypll.31，全长 7897bp，编码的 SRY 蛋白含 204 个氨基酸，具有高度的保守性和特异性。SRY 基因的表达产物只出现在睾丸分化前的部分生殖嵴体细胞中，即含有 SRY 蛋白的这些细胞最终分化为支持细胞。支持细胞既是睾丸组织中最主要的细胞类型，也是生殖嵴体细胞中最早产生性别分化的细胞，可诱导性腺细胞中其他体细胞分化为睾丸相关组成细胞，从而引导性别分化朝向男性方向。一旦 SRY 基因突变或易位，可导致某些两性畸形（如 46，XY 女性或 46，XX 男性）的发生。

二、染色体分组、核型与显带技术

以前由于技术和方法的限制，使染色体的研究受到一定的影响。尤其是染色体数目的研究结果很不一致。1923 年，Theophilus Shickel Painter 提出了染色体数目为 2n=48 的观点，一直被多数学者所承认。直到 1956 年，Albert Levan 和 Joe Hin Tjio（蒋有兴）应用秋水仙素（纺锤丝抑制剂）和低渗技术，在流产的胎儿肺组织培养中确定这些细胞的染色体是 46，而不是 48 条。从此肯定了人类染色体数目为 2n=46，这标志着现代细胞遗传学的开始。

（一）染色体的研究方法

1. 染色体标本的制作

染色体的形态结构在细胞增殖周期中是不断变化的，一般在有丝分裂中期，染色体的形态最典型、最易辨认和区别，是分析染色体的最好阶段。实验材料可以是体外培养细胞、外周血淋巴细胞、骨髓细胞、胸腔积液细胞、腹腔积液细胞、性腺活检标本、胎儿绒毛标本、实体瘤标本、胎儿羊水细胞以及皮肤、肝、肾等标本。这些细胞标本大都要经过体外培养后才能制作成染色体标本，只有少数标本可以直接用于制作染色体标本，如骨髓细胞、胎儿绒毛以及胸腔积液、腹腔积液和性腺活检标本等。

制备染色体标本首先要获得大量的中期分裂象。一般而言，有丝分裂中期染色体在细胞核中相互交错缠绕，只有把它们分散开来才能便于观察。秋水仙素有抑制纺锤丝蛋白合成的作用，能抑制分裂中期的活动，使细胞分裂停止在中期，从而获得大量的中期分裂象；同时为了得到分散良好的分裂象，可采用低渗液处理细胞。由于低渗液可使细胞体积膨大、破裂，有助于染色体散开；再经固定液固定处理后滴片，并用吉姆萨（Ciemsa）染料染色，就可得到非显带染色体标本。

2. 染色体显带与显带技术

染色体显带（chromosome banding）技术是在非显带染色体的基础上发展起来的，它能显示染色体本身更细微的结构，有助于准确地识别每一条染色体及诊断染色体异常疾病。所谓显带染色体是指染色体标本经过一定程序处理，并用特定染料染色，使染色体沿其长轴显现明暗或深浅相间的横行带纹，也称为染色体带（chromosomal band）：这种使染色体显带的方法，则称为显带技术。通过显带技术，使各号染色体都显现出独特的带纹，从而构成染色体的带型（banding pattern）。每对同源染色体的带型基本相同而且稳定，非同源染色体的带型各不相同。染色体显带现象是染色体本身存在着“带”的结构。在未经显带处理的染色体标本上也可以直接观察到“带”的存在。但用特殊方法处理后，再用染料着色，带纹会更清楚：一般认为，易被吉姆萨深染的阳性带为富含 A-T 的染色体节段，复制晚，含编码基因较少；相反富含 G-C 的染色体节段复制早，含非编码基因较多，不易着色，称为阴性带。人类染色体能显现出近 2000 条带纹，这些带再融合成一般显微镜下可见的 300～850 条带左右。

由瑞典细胞化学家、遗传学家 Torbjorn Oskar Caspersson 于 1968 年首先建立的 Q 显带技术以及随后发展起来的其他显带技术为染色体研究提供了有力的工具：显带技术一般分为两大类：显示整条染色体带的分布方法，如 Q、G、R、高分辨显带技术；显示特殊染色体结构或特定带的方法，如 C 显带、T 显带、NORs 显带等。

Q 显带即喹吖因（quinacrine mustard，QM）荧光染色技术（Q band）。在荧光显微镜下可观察到中期染色体经荧光染料氮芥喹吖因处理后其长轴呈现的宽窄不等的荧光亮带和暗带。一般富含 A-T 碱基的 DNA 区段表现为亮带，富含 C-C 碱基的 DNA 区段表现为暗带。

G 显带将染色体标本用碱、胰蛋白酶或其他盐溶液处理后，再用 Ciemsa 染液染色，染色体上出现与 Q 带相类似的带纹，在普通显微镜下，可见深浅相间的带纹，称 G 带（G band）。G 带与 Q 带相对应，即在 Q 显带中亮带的相应部位，被 Giemsa 染成深染的带，而在 Q 显带中暗带的相应部位则被染成浅染的带。

R 显带用磷酸盐溶液及高温处理标本后，再用 Giemsa 染色，显示出与 G 带相反的带，即 G 显带中的深带在 R 显带中为浅带，G 显带中的浅带在 R 显带中为深带，称反带（reverse band）或 R 带（R band）。

T 显带将染色体标本加热处理后，再用 Giemsa 染色可使染色体末端区段特异性深染，称 T 带（T band）。T 显带法是 R 显带法的分支，只是其仅显示染色体末端的端粒部分，因此也称端粒带（telomere banding）。

C 显带用 NaOH 或 Ba（OH）$_2$处理标本后，再用 Giemsa 染色，可使着丝粒和次缢痕的结构异染色质部分深染，如 1、9、16 号染色体的次缢痕以及 Y 染色体长臂远端的 2/3 的区段，所显示的带纹称 C 带（C band）。C 显带可用于检测 Y 染色体、着丝粒区以及次缢痕区的变化。

N 显带用硝酸银染色，可使染色体的随体及核仁形成区（NOR）呈现出特异性的黑色银染物，这种银染色阳性的 NOR 称为 Ag-NOR。研究表明，Ag-NOR 的可染性取决于它的功能活性，即具转录活性的 NOR 着色，但受染物质不是次缢痕本身，而是附近与 rDNA 转录有关的一种酸性蛋白。

高分辨显带 1975 年以来，美国细胞遗传学家 Jorge J Yunis 等建立了染色体高分辨显带技术。用氨甲蝶呤使培养的细胞同步化后，再以秋水仙素短暂处理可获得大量晚前期和早中期分裂象，该期染色体比典型中期染色体长，显带后带纹更细更多。典型中期细胞一套单倍体染色体带纹数仅有约 320 条带，在高分辨显带标本上则可观察到 550～850 条或更多的带。染色体高分辨显带能为染色体及其所发生的畸变提供更多细节，有助于发现更多、更细微的染色体结构异常，使染色体畸变的定位更加准确。

在鉴定某些疾病与染色体的关系中，常将上述显带技术综合应用。然而，随着分子细胞遗传学技术的兴起和广泛应用，除了 G 显带外，其他显带技术已很少在临床细胞遗传学实验室应用。

（二）染色体核型

一个体细胞中的全部染色体，按其大小、形态特征顺序排列所构成的图像就称为核型（karyotype）。在正常的情况下，一个体细胞的核型一般可代表该个体的核型。将待测细胞的核型进行染色体数目、形态特征的分析称为核型分析（karyotype analysis）。

1．人类染色体非显带核型

非显带染色体核型是按常规染色方法所得到的染色体标本，一般用 Giemsa 染色，使染色体（除着丝粒和次缢痕外）都均匀着色，因此，非显带染色体核型很难准确鉴别出组内染色体的序号。1960 年在美国丹佛、1963 年在英国伦敦、1966 年在美国芝加哥召开过三次国际会议，制定了人类有丝分裂染色体的识别、编号、分组以及核型描述（包括染色体数目和结构异常的核型描述）等统一的标准命名系统：根据这一命名系统，1～22 号为常染色体，是男女共有的 22 对染色体；其余一对随男女性别而异，为性染色体，女性为 XX，男性为 XY；将这 23 对染色体依照大小递减顺序和着丝粒位置分为 A、B、C、D、E、F、G7 个组，A 组最大，G 组最小。X 染色体列入 C 组，Y 染色体列入 G 组。

核型的描述包括两部分内容，第一部分是染色体总数，第二部分是性染色体的组成，两者之间用“，”分隔开。正常女性核型描述为 46，XX，正常男性核型描述为 46，XY。在正常核型中，染色体是成对存在的，每对染色体在形态结构、大小和着丝粒位置上基本相同，其中一条来自父方的精子，一条来自母方的卵子，称为同源染色体（homologous chromosome）；而不同对染色体彼此称为非同源染色体。由于非显带染色体标本不能将每一条染色体本身的特征完全显示出来。因此，只能根据各染色体的大致特征（大小、着丝粒位置）来识别染色体，即使是最有经验的细胞遗传学家，也只能较准确地识别出 1、2、3、16 号和 Y 等几条染色体，对 B、C、D、F 和 G 组的染色体，只能识别出属于哪一组，而对组内相邻号的染色体之间很难区分；并且，对于染色体所发生的一些结构畸变，例如易位、倒位和微小的缺失等均不能检出，这对染色体异常，特别是结构畸变的研究与临床应用受到极大的限制。因此，从 1959 年 Jerome Lejeune 发现第一例人类染色体病至 1968 年的 10 年中，人们只发现了 10 多种染色体异常综合征，并且主要是染色体数目异常的病例。

2．人类染色体 G 显带核型

由于 G 显带技术简便，带纹清晰，染色体标本可以长期保存，故 G 显带核型分析已成为目前临床常规应用的染色体病诊断的手段之一：在进行 G 带带型描述时，“深带”表示被 Giemsa 着色的带纹，“浅带”表示不着色或基本不着色的带纹：“浓”“淡”表示深带着色的强度。近侧段、中段、远侧段表示距离着丝粒的远近。

3．人类染色体的多态性

人类染色体数目和形态结构是相对恒定的，因为在正常人群中，存在着各种染色体恒定的微小变异，包括结构、带纹宽窄和着色强度等，称为染色体多态性（chromosomal polymorphism）。

染色体多态性主要分为两大类，一类位于异染色质区、随体和随体柄部，表现为长度、数目和位置的变异；另一类位于和染色体上特定的带相关且不出现临床表型的脆性位点。常见的多态性部位包括：

（1）Y 染色体的长度变异，这种变异存在着种族差异。主要变异部位是 Y 染色体长臂结构异染色质区，即长臂远端约 2/3 区段的长度变异。通常表现为 Y 染色体大于 F 组或 E 组甚至接近 D 组染色体大小，称为“长 Y”“大 Y”或“巨 Y”，描述为 Yq＋。

（2）D 组、G 组近端着丝粒染色体的短臂、随体及随体柄部次缢痕区（NOR）的变异。表现为随体的有无、大小及重复（双随体），短臂次缢痕区的增长或缩短等。

（3）第 1、9 和 16 号染色体次缢痕的变异，表现为次缢痕的有无或长短的差异。

（4）第 1、2、3、9、16 号染色体和 Y 染色体的 p11～q13 间的倒位多态性。

染色体的多态性变异主要发生在结构异染色质区，通常没有明显的表型效应和病理学意义：这种稳定的正常变异多态现象能以一定的遗传方式传给下一代，可在显微镜下观察到，因此可以作为一种遗传学标志，在核型检测分析中要特别注意。

（三）人类细胞遗传学命名的国际体制

1971 年在巴黎召开的第四届国际人类细胞遗传学会议以及 1972 年召开的爱丁堡会议，提出并确定了识别和描述每个显带染色体区、带的标准，称为人类细胞遗传学命名的国际体制（An International System for Human Cytogenetics Nomenclature，ISCN）。随着细胞遗传学和分子遗传学技术的不断进步，该命名体系后来历经多次国际会议讨论的修订和完善，形成不同版本，如《ISCN（1978）》《ISCN（1981）》《ISCN（1995》《ISCN（2005》等。目前最新的版本是《ISCN（2016）》。ISCN 不仅广为人们接受，而且也促进和提高了国际间的学术交流。

每条显带染色体根据 ISCN 规定的界标（landmark）划分为若干个区，每个区（region）又包括若干条带（band）。界标是确认每一染色体上具有重要意义的、稳定的、有显著形态学特征的指标，包括染色体两臂的末端、着丝粒和某些稳定且显著的带。两相邻界标之间为区。每一条染色体都是由一系列连贯的带组成，没有非带区。它借助其亮一暗或深一浅的着色强度，清楚地与相邻的带相区别。每一染色体都以着丝粒为界标，分成短臂（p）和长臂（q）。一般沿着染色体的臂从着丝粒开始向远端连续地标记区和带：着丝粒区定义为 10，向着短臂部分称为 p10，面向长臂部分称为 q10，但 p10 和 q10 并不在图中标出：每条臂上与着丝粒相连的部分定义为 1 区，稍远的区定义为 2 区，依此类推。界标所在的带属于此界标以远的区，并作为该区的第 1 带。

描述一特定带时需要写明以下 4 个内容：染色体序号；臂的符号；区的序号；带的序号。这些内容需要连续列出，中间不能有空格和间断=例如：1p31 表示第 1 号染色体，短臂，3 区，1 带。

应用染色体显带技术可以识别染色体细微的结构异常：为了能够简明描述这些异常的核型，《ISCN》中制定了统一的命名符号和术语。

人类中期染色体的常规 G 显带带纹数较少。高分辨 G 垃带技术可在染色体原有的带纹上分出更多的带。如 10 号染色体 300～850 条带的高分辨带型。高分辨显带的命名方法是在原来带名之后加小数点“.”，然后依次写新的编号，称为亚带。如原来的 10p12 带被分为三个亚带，命名为 10p12.1，10p12.2，10p12.3，即表示第 10 号染色体短臂 1 区 2 带第 1 亚带、第 2 亚带、第 3 亚带。如果亚带再细分为次亚带，则可在亚带编号之后加以新编号，但不再另加小数点。如 10p12.3 再细分时，则写为 10p12.31，10p12.32，10p12.33。

ISCN 提供了人类细胞遗传学命名的完整体系，规范了正常染色体和畸变染色体的描述。随着细胞分子遗传学技术的深入发展，ISCN 也与时俱进，分别在《ISCN（2005）》《ISCN（2009）》和《ISCN（2013）》中增加了原位杂交、微阵列比较基因组杂交、QF-PCR 等结果的命名原则。2015 年底，人类细胞遗传学命名国际标准委员会决定用细胞分子遗传学替代细胞遗传学，随即出版了《ISCN（2016）》。该命名体系还特别增加了基于 DNA 测序的染色体异常核型的描述规定，更好地满足了细胞分子遗传学领域的快速发展需要。

第二节　染色体畸变

染色体畸变（chromosome aberration）是体细胞或生殖细胞内染色体发生的异常改变，是广义突变的一种类型。畸变的类型和可能引起的后果在细胞周期的不同时限（phase）和个体发育不同阶段不尽相同。

染色体畸变可分为数目畸变（numerical aberration）和结构畸变（structural aberration）两大类，其中染色体的数目畸变又可分为整倍性改变和非整倍性改变。无论数目畸变，还是结构畸变，其实质是涉及染色体或染色体节段上基因群的增减或位置的转移，使遗传物质发生了改变，结果都可以导致染色体异常综合征，或染色体病。调查表明新生的活婴中染色体异常的发生率为 0.7%，在自发流产胎儿中约有 50%是由染色体畸变所致。

一、染色体畸变发生的原因

染色体畸变可以自发地产生，称为自发畸变（spontaneous aberration）；也可通过物理的、化学的和生物的诱变作用而产生，称为诱发畸变（induced aberration）；还可由亲代遗传而来。

（一）化学因素

许多化学物质，如一些化学药品、农药、毒物和抗代谢药等，都可以引起染色体畸变。

据调查，长期接触苯、甲苯等化学品的人群，出现染色体数目异常和发生染色体断裂的频率远高于一般人群。农药中的除草剂和杀虫的砷制剂等都是一些染色体畸变的诱变剂。

1．药物

某些药物可引起人类染色体畸变或产生畸形胚胎：已有研究证实，环磷酰胺、氮芥、白消安、氨甲蝶呤、阿糖胞苷等抗癌药物可导致染色体畸变；抗痉挛药物苯妥英钠可引起人淋巴细胞多倍体细胞数增高。

2．农药

许多化学合成的农药可以引起人类细胞染色体畸变。如某些有机磷农药可使染色体畸变率增高，如美曲膦酯类农药。

3．工业毒物

工业毒物如苯、甲苯、铝、砷、二硫化碳、氯丁二烯、氯乙烯单体等，都可以导致染色体畸变。长期接触这些有害毒物的工人，其染色体的畸变率增高。

4．食品添加剂

某些食品的防腐剂和色素等添加剂中所含的化学物质可以引起人类染色体发生畸变，如硝基呋喃基糖酰胺 AF-2、环己基糖精等。

（二）物理因素

在自然界存在的各种各样的射线可对人体产生一定的影响，但其剂量极微，因而影响不大。但大量的电离辐射对人类具有极大的潜在危险。例如，放射性物质爆炸后散落的放射性尘埃、医疗上所用的放射线等，对人体都有一定的损害。工业放射性物质的污染也可引起细胞染色体的改变。细胞受到电离辐射后，可引起细胞内染色体发生异常。畸变率随射线剂量的增高而增高；最常见的畸变类型有染色体断裂、缺失、双着丝粒染色体、易位、核内复制、不分离等，这些畸变都可使个体的性状出现异常。射线的作用包括对体细胞和生殖细胞两方面，如果一次照射大剂量的射线，可在短期内引起造血障碍而死亡。长期接受射线治疗或从事与放射线相关工作的人员，由于微小剂量的射线不断积累，会引起体细胞或生殖细胞染色体畸变。

（三）生物因素

导致染色体畸变的生物因素包括两类：由生物体产生的生物类毒素；某些生物体如病毒本身可引起染色体畸变。真菌毒素具有一定的致癌作用，同时也可引起细胞内染色体畸变。如杂色曲霉素、黄霉素、棒曲霉素等均可引起染色体畸变；病毒也可引起宿主细胞染色体畸变，尤其是那些致癌病毒，其原因主要是影响 DNA 代谢。当人体感染某些病毒，如风疹病毒、乙肝病毒、麻疹病毒和巨细胞病毒时，就有可能引发染色体的畸变。如果用病毒感染离体培养的细胞将会出现各种类型的染色体异常。

（四）母亲年龄

当母亲年龄增大时，其所生子女的体细胞中某一序号染色体有 3 条的情况要多于一般人群。母亲年龄越大（大于 35 岁），生育唐氏综合征患儿的危险性就越高。但母亲生育年龄只是环境致畸变因子在体内累积作用的表现形式，这与生殖细胞老化及合子早期所处的宫内环境有关。一般认为，生殖细胞在母体内停留的时间越长，受到各种因素影响的机会越多，在之后的减数分裂过程中，越容易产生染色体不分离而导致染色体数目异常。

二、染色体数目异常及其产生机制

人体正常生殖细胞精子和卵子所包含的全部染色体称为一个染色体组。因此，精子和卵子为单倍体（haploid），以 n 表示，分别含有 22 条常染色体和 1 条性染色体。受精卵则为二倍体（diploid），以 2n 表示，包括 22 对常染色体和 1 对性染色体。以人二倍体数目为标准，体细胞的染色体数目（整组或整条）的增加或减少，称为染色体数目畸变。包括整倍性改变和非整倍性改变两种形式。

（一）整倍性改变

如果染色体的数目变化是单倍体（n）的整倍数，即以 n 为基数，成倍地增加或减少，则称为整倍性（euploidy）改变。

在 2n 的基础上，增加一个染色体组（n），则染色体数为 3n，即三倍体（triploid）；若在 2n 的基础上增加 2 个 n，则为 4n，即四倍体（tetraploid）。三倍体以上的又统称为多倍体（polyploid）。如果在 2n 的基础上减少一个染色体组，则称为单倍体。

在人类中已知有三倍体和四倍体的个体，但只有极少数三倍体的个体能存活到出生，存活者多为 2n/3n 的嵌合体。有调查资料表明，在自发流产的胎儿中，有染色体畸变的占 42%。其中，三倍体占 18%，四倍体占 5%，可见在流产的胎儿中三倍体是常见的类型。一般认为，三倍体胎儿容易发生流产的原因是胚胎细胞在有丝分裂过程中，形成三极纺锤体，因而造成染色体在细胞分裂中期、后期时的分布和分配紊乱，最终导致子细胞中染色体数目异常，从而严重干扰了胚胎的正常发育而导致流产。四倍体比三倍体更为罕见，往往是四倍体和二倍体（4n/2n）的嵌合体，或在流产的胚胎中发现。

整倍性改变的机制主要有双雌受精、双雄受精、核内复制和核内有丝分裂等。

1．双雄受精

一个正常的卵子同时与两个正常的精子发生受精称为双雄受精（dispermy）。由于每个精子具有一个染色体组，所以当两个精子同时进入一个卵细胞时，就将两个染色体组同时带入了这一卵细胞，所形成的合子内则含有 3 个染色体组（三倍体），可形成 69，XXX、69，XXY 和 69，XYY 三种类型的受精卵。

2．双雌受精

一个二倍体的异常卵子与一个正常的精子发生受精，从而产生一个三倍体的合子，称为双雌受精（digyny）。在卵细胞发生的第二次减数分裂过程中，次级卵母细胞由于某种原因未形成第二极体，因此应分给第二极体的染色体组仍留在卵细胞中，使该卵细胞成为异常的二倍体卵细胞。当它与一个正常的精子结合后，就会形成含有3个染色体组的合子（三倍体），可形成69，XXX或69，XXY两种核型的受精卵。

3．核内复制

核内复制（endoreduplication）又称核内有丝分裂（endomitosis），指DNA复制而细胞不进行分裂的现象。即在一次细胞分裂时，DNA不是复制一次，而是复制了两次，而细胞只分裂了一次。这样形成的两个子细胞都是四倍体，这是肿瘤细胞中常见的染色体异常特征之一。

归纳来说，三倍体的形成原因可为双雌受精或双雄受精；四倍体形成的主要原因是核内复制或核内有丝分裂。

（二）非整倍性改变

一个体细胞的染色体数目增加或减少了一条或数条，称非整倍性（aneuploidy）改变，这是临床上最常见的染色体畸变类型。发生非整倍性改变后，会产生亚二倍体（hypodiploid）、超二倍体（hyperdiploid）等。

1．亚二倍体

当体细胞中染色体数目少了1条或数条时，称为亚二倍体，可写作2n－m（其中m<n）。若某对染色体少了1条（2n－1），细胞染色体数目为45，即构成单体型（monosomy）。临床上常见的单体型有21号、22号和X染色体的单体型，核型为45，XX（XY），－21；45，XX（XY），－22和45，X。核型为45，X的个体往往是由于X染色体的丢失所致，具有这种核型的个体，多在胚胎期流产，只有少数存活的个体。由于缺少了一条X染色体，具有性腺发育不全等临床症状。如果患者细胞中一对同源染色体同时缺失，即减少了一对同源染色体（2n－2），称为缺体型（nullisomy）。人类缺体型尚未见报道，说明这种核型的个体是不能存活的。

2．超二倍体

当体细胞中染色体数目多了一条或数条时，称为超二倍体，可写作 2n+m（其中 m<n）。在超二倍体的细胞中某一同源染色体的数目不是 2 条，而是 3 条、4 条……

若某对染色体多了一条（2n+1），细胞内染色体数目为 47，即构成该染色体的三体型（trisomy），这是人类染色体数目畸变中最常见、种类最多的一类畸变。由于染色体的增加，特别是较大染色体的增加，将造成基因组的严重失衡而破坏或干扰了胚胎的正常发育，故绝大部分常染色体三体型核型只见于早期流产的胚胎。少数三体型病例可以存活至出生，但多数寿命不长，并伴有各种严重畸形。

三体型以上的非整倍体统称为多体型（polysomy），如四体型、五体型等。多体型常见于性染色体中，如性染色体四体型（48，XXXX；48，XXXY；48，XXYY）和五体型（49，XXXXX；49，XXXYY）等。

同时存在两种或两种以上核型的细胞系的个体称嵌合体（mosaic）。如 46，XX/47，XXY；45，X/46，XX 等。嵌合体可以是数目异常之间、结构异常之间以及数目和结构异常之间的嵌合。

有时细胞中某些染色体的数目发生了异常，其中有的增加，有的减少，而增加和减少的染色体数目相等，结果是染色体总数不变，还是二倍体数（46 条），但不是正常的二倍体核型，则称为假二倍体（pseudodiploid）。

（三）非整倍体产生原因

多数非整倍体的产生原因是在生殖细胞成熟过程或受精卵早期卵裂中，发生了染色体不分离或染色体丢失。

1．染色体不分离

在细胞分裂进入中、后期时，如果某一对同源染色体或姊妹染色单体彼此没有分离，而是同时进入同一个子细胞，结果所形成的两个子细胞中，一个将因染色体数目增多而成为超二倍体，另一个则因染色体数目减少而成为亚二倍体，这个过程称为染色体不分离（non-disjunction）。染色体不分离可以发生在细胞的有丝分裂过程中，也可以发生在配子形成时的减数分裂过程。

（1）染色体不分离发生在受精卵卵裂早期的有丝分裂过程卵裂早期某一染色体的姊妹染色单体不分离，可导致产生由两种细胞系或三种细胞系组成的嵌合体。不分离发生在第一次卵裂，则形成具有两个细胞系的嵌合体，一个为超二倍体细胞系，一个为亚二倍体细胞系。不分离发生在第二次卵裂以后，即形成具有三个或三个以上细胞系的嵌合体（46/47/45）。不分离发生得越晚，正常二倍体细胞系的比例越大，临床症状也相对较轻。

（2）减数分裂时发生染色体不分离染色体不分离发生在第一次减数分裂，使得某一对同源染色体不分离，同时进入一个子细胞，所形成的配子中，一半将有 24 条染色体（n＋1），另一半将有 22 条（n－1）。与正常配子受精后，将形成超二倍体或亚二倍体。若在第二次减数分裂时发生染色体不分离，所形成的配子的染色体数将有以下几种情况：1/2 为 n、1/4 为（n＋1）、1/4 为（n－1）。它们与正常配子受精后，得到相应的二倍体、超二倍体、亚二倍体。

2. 染色体丢失

染色体丢失（chromosome lose）又称染色体分裂后期延滞（anaphase lag），在细胞有丝分裂过程中，某一染色体未与纺锤丝相连，不能移向两极参与新细胞的形成。或者在移向两极时行动迟缓，滞留在细胞质中，造成该条染色体的丢失而形成亚二倍体。染色体丢失也是嵌合体形成的一种方式。

按照 ISCN（1978），非整倍体核型的描述方法为“染色体总数，性染色体组成，‘＋’或‘－’畸变染色体序号”。例如某一核型中的 18 号染色体多了一条，可描述为：47，XX（XY），＋18；少了一条 22 号染色体则描述为 45，XX（XY），－22；若是少了一条 X 染色体，可描述为 45，X。

三、染色体结构畸变及其产生机制

染色体结构畸变的发生受多种因素的影响，如物理因素、化学因素、生物因素和遗传因素等。在这些因素的作用下，首先是染色体发生断裂（breakage），然后是断裂片段的重接（rejoin）。断裂的片段如果在原来的位置上重新接合，称为愈合或重合（reunion），即染色体恢复正常，一般不引起遗传效应。如果染色体断裂后未能在原位重接，也就是断裂片段移动位置与其他片段相接或者丢失，则可引起染色体结构畸变又称染色体重排（chromosomal rearrangement）。

（一）染色体结构畸变描述方法

人类细胞遗传学命名的国际体制（ISCN）制定了有关人类染色体以及染色体畸变等的命名方法。结构畸变染色体核型的描述方法有简式和详式两种：

（1）在简式中，对染色体结构的改变只用其断裂点来表示。按国际命名规定，应依次写明染色体总数，性染色体组成，然后用一个字母（如 t）或三联字符号（如 del）写明重排染色体的类型，其后的第一个括弧内写明畸变染色体的序号，第二个括弧写明断点所在的区号、带号以表示断点。

（2）在详式中，除了简式中应写明的内容外，在最后一个括弧中不是只描述断裂点，而是描述重排染色体带的组成。

（二）染色体结构畸变类型和机制

临床上常见的染色体结构畸变有：缺失、重复、易位、倒位、环状染色体和等臂染色体等。染色体断裂及断裂片段的重接是各种染色体结构畸变产生的基本机制。

1．缺失

缺失（deletion）是染色体片段的丢失，缺失使位于这个片段的基因也随之发生丢失。按染色体断点的数量和位置可分为末端缺失和中间缺失两类：

（1）末端缺失（terminal deletion）指染色体的臂发生断裂后，未发生重接，无着丝粒的片段不能与纺锤丝相连，在细胞分裂后期未能移至两极而丢失。如 1 号染色体长臂的 2 区 1 带发生断裂，其远侧段（q21－qter）丢失。这条染色体是由短臂的末端至长臂的 2 区 1 带所构成。这种结构畸变的简式描述为：46，XX（XY），del（1）（q21）；详式描述为：46，XX（XY），del（1）（pter→q21）。

（2）中间缺失（interstitial deletion）指一条染色体的同一臂上发生了两次断裂，两个断点之间的无着丝粒片段丢失，其余的两个断片重接。3 号染色体长臂上的 q21 和 q31 发生断裂和重接，这两断点之间的片段丢失。这种结构畸变的简式描述为：46，XX（XY），del（3）（$q^2$1q31）；详式写为 46，XX（XY），del（3）（pter→q^{21}：：q^{31}→qter）。

2．重复

重复（duplication）是一条染色体上某一片段增加了一份以上的现象，使这些片段的基因多了一份或几份。原因是同源染色体之间的不等交换或姊妹染色单体之间的不等交换以及染色体片段的插入等。

3．倒位

倒位（inversion）是某一染色体发生两次断裂后，两断点之间的片段旋转 180° 后重接，造成染色体上基因顺序的重排。染色体的倒位可以发生在同一臂（长臂或短臂）内，也可以发生在两臂之间，分别称为臂内倒位和臂间倒位：

（1）臂内倒位（paracentric inversion）：一条染色体的某一臂上同时发生了两次断裂，两断点之间的片段旋转 180° 后重接。例如 1 号染色体 p^{22} 和 p^{34} 同时发生了断裂，两断点之间的片段倒转后重接，形成了一条臂内倒位的染色体。这种结构畸变的简式描述为：46，XX（XY），inv（l）（$p^{22}p^{34}$）；详式描述为：46，XX（XY），inv（1）（pter→p^{34}：：p^{22}→p^{34}：：p^{22}→qter）。

（2）臂间倒位（pericentric inversion）：一条染色体的长、短臂各发生了一次断裂，中间断片颠倒后重接，则形成了一条臂间倒位染色体。如 2 号染色体的 p15 和 q21 同时发生了断裂，两断点之间的片段倒转后重接，形成了一条臂间倒位染色体。这种结构畸变的简式描述为：46，XX（XY），inv（2）（$p^{15}q^{21}$）；详式描述为：46，XX（XY），inv（2）（pter→p^{15}：：q^{21}→p^{15}：：q^{21}→qter）。

4．易位

一条染色体的断片移接到另一条非同源染色体的臂上，这种结构畸变称为易位（translocation）。常见的易位方式有相互易位、罗伯逊易位和插入易位等。

（1）相互易位（reciprocal translocation）是两条染色体同时发生断裂，断片交换位置后重接。形成两条衍生染色体（derivative chromosome）。当相互易位仅涉及位置的改变而不造成染色体片段的增减时，称为平衡易位。如 2 号染色体长臂 2 区 1 带和 5 号染色体长臂 3 区 1 带同时发生了断裂，两断片交换位置后重接，形成两条衍生染色体。这种结构畸变的简式描述为：46，XX（XY），t（2；5）（q^{21}；q^{31}）；详式描述为：46，XX（XY），t（2；5）（2pter→2q^{21}：：5q^{31}→5qter；5pter→5q^{31}：：2q^{21}→2qter）。

（2）罗伯逊易位（Robertsonian translocation）又称着丝粒融合（centric fusion）。这是发生于近端着丝粒染色体的一种易位形式。当两个近端着丝粒染色体在着丝粒部位或者丝粒附近部位发生断裂后，两者的长臂在着丝粒处接合在一起，形成一条由两条染色体的长臂构成的衍生染色体；两个短臂则构成一个小染色体，小染色体往往在第二次分裂时丢失，这可能是由于其缺乏着丝粒或者是由于其完全由异染色质构成所致。由于丢失的小染色体几乎全是异染色质，而由两条长臂构成的染色体上则几乎包含了两条染色体的全部基因，罗伯逊易位携带者虽然只有 45 条染色体，但表型一般正常，只在形成配子的时候会出现异常，造成胚胎死亡而流产或出生先天畸形等患儿。如 14 号染色体长臂的 1 区 0 带（14q^{10}）和 21 号染色体的长臂的 1 区 0 带（21q^{10}）同时发生了断裂，两条染色体带有长臂的断片相互连接，即在着丝粒部位融合，形成的衍生染色体包含了 21 号染色体的 21q^{10}→qter 节段和 14 号染色体 14q^{10}→qter 节段，其余的部分均丢失。

（3）插入易位（insertional translocation），两条非同源染色体同时发生断裂，但只有其中一条染色体的片段插入到另一条染色体的非末端部位。只有发生了三次断裂时，才可能发生插入易位。

5．环状染色体

一条染色体的长、短臂同时发生了断裂，含有着丝粒的片段两断端发生重接，即形成环状染色体。如 2 号染色体的 p21 和 q31 分别发生了断裂，断点远端的片段丢失，含有着丝粒的中间片段两断端 p21 与 q31 相接形成环状染色体（ring chromosome）。这种结构畸变的简式描述为：46，XX（XY），r（2）（p21q31）；详式描述为：46，XX（XY），r（2）（: : p21→q31 : :）。

6．双着丝粒染色体

两条染色体同时发生一次断裂后，两个具有丝粒的片段的断端相连接，形成了一条双着丝粒染色体（dicentric chromosome）。如 5 号染色体的 q^{31} 和 9 号染色体的 q^{21} 分别发生了断裂，两个具有丝粒的染色体片段断端相互连接，形成了一条双着丝粒的衍生染色体。这种结构畸变的简式描述为：46，XX，dic（5；9）（q^{31}；q^{21}）；详式描述为：46，XX，dic（5；9）（5pter→5q^{31} : : 9q^{21}→9pter）。

7．等臂染色体

一条染色体的两个臂在形态上和遗传结构上完全相同，称为等臂染色体（isochromosome）。等臂染色体一般是由于着丝粒分裂异常造成的。在正常的细胞分裂中，着丝粒纵裂，姊妹染色单体分离，形成两条具有长、短臂的染色体。如果着丝粒横裂，长臂、短臂各自形成一条染色体，即形成了一条具有两个长臂和一条具有两个短臂的等臂染色体。以 X 染色体为例：

（1）具有两个长臂的等臂染色体的简式描述为：46，X，i（Xq）；详式描述为：46，X，i（X）（qter→cen→qter）。

（2）具有两个短臂的等臂染色体的简式描述为：46，X，i（Xp）；详式描述为：46，X，i（X）（pter→cen→pter）。

8．插入

插入（insertion）是一条染色体的片段插入到另一染色体中的现象。它实际上也是一种易位。只有在发生了一共三次断裂时，“插入”才有可能发生。插入可以是正向的，也可以是倒转了180°，故称为反方向插入。插入如发生在同源染色体间，就会在一条染色体上发生重复，而另一条同源染色体缺失了同一节段的染色体。

四、染色体畸变的分子细胞生物学效应

染色体畸变（无论是数目畸变还是结构畸变）将引起遗传物质的改变，导致相应基因的改变，扰乱了基因效应之间的平衡，直接影响了细胞的新陈代谢等基本生命活动，细胞的结构和功能以至于器官的结构和功能发生异常，在临床上则表现为各式各样的综合征。

染色体畸变在细胞周期的不同时相有不同特点。在有丝分裂中，如在G1期和S期发生畸变，一般是染色体型的；而在S期和G2期及分裂前期发生畸变，则导致染色体单体型。如畸变只涉及一条染色体，或所形成的畸变染色体只有一个有活性的着丝粒，这些畸变的染色体在细胞有丝分裂中能完整地传给子细胞，这种畸变为稳定型染色体畸变。无着丝粒片段在细胞分裂后期不能定向运动而丢失。具有两个或两个以上具有活性的着丝粒的染色体，如双着丝粒染色体，在有丝分裂后期形成染色体桥而导致细胞死亡或产生新的畸变，这种畸变为非稳定型畸变。在减数分裂中，经历了同源染色体的联会配对，交换和分离的过程，因此，产生不同的畸变类型，其分子细胞生物学效应也有所不同。

（一）染色体数目畸变分子细胞生物学效应

1．整倍体

染色体数目整组的增加即形成整倍体，如三倍体（3n）和四倍体（4n）。在人类中只有

极少数三倍体个体能存活到出生，存活者多为2n/3n的嵌合体。三倍体在胚胎发育的细胞有丝分裂过程中，形成三极纺锤体（tripolar spindle），因而导致染色体在细胞分裂的中期至后期分布和分配紊乱，细胞染色体数目异常，从而严重干扰了胚胎的正常发育而发生流产。

2．非整倍体

染色体数目是在二倍体的基础上减少或增加了一条或几条，一般是在细胞分裂中染色体不分离而形成。

（1）单体由于丢失了一条染色体，染色体的平衡受到破坏，胚胎不能正常发育，通常不能存活而致死。但是也有少数单体型存在，如Turner综合征，核型为45，X。单体缺少了一条染色体，它的同源染色体处于半合子状态，一些隐性的有害基因就可以得到直接表现，导致假显性效应。

（2）三体是多了一条染色体，对个体造成的不良影响比少了一条染色体要小，个体一般都能存活。但是由于破坏了染色体的平衡和基因组剂量增加，三体表现出异常的表型特征：常见的有唐氏综合征、18三体综合征和13三体综合征。

（二）染色体结构畸变分子细胞生物学效应

1．缺失的分子细胞生物学效应

末端缺失和中间缺失的结果都是丢失了一段无着丝粒片段。原因是细胞分裂时，纺锤丝不能附着在无着丝粒的片段上，致使它们在细胞分裂过程中丢失。

人类染色体显带技术的发展，使之能够在细胞分裂中期，观察到染色体的缺失。减数分裂过程中同源染色体配对时，中间缺失杂合体出现特征性的环状结构：带有这种畸变的染色体可以观察到与之配对的正常同源染色体的相应部分所形成的缺失环（deletion loop）。

丢失片段的大小和性质不同，具有不同的遗传效应。

（1）缺失的致死效应：染色体发生大片段的缺失即使在杂合状态下也是致死的，X染色体的缺失中的半合子一般也会死亡。只有一部分存活下来，但也是异常个体。如Sp-综合征（猫叫综合征）就是由于5号染色体短臂缺失，导致了独特的表型效应。患者核型为46，XX（XY），del（5）（p15）（详见第十三章）。

（2）缺失的假显性现象：如果缺失的区段中含某个显性基因，其同源染色体上与这一缺失区段相对应位置上的一个隐性基因就得以表现，这种现象称为假显性（pseudodominance）。

2．重复的分子细胞生物学效应

重复的细胞效应比缺失缓和，但如果重复片段较大也会影响个体的生存力，甚至导致死亡。重复会导致减数分裂时同源染色体发生不等交换（unequal crossover），结果产生一条有部分片段缺失的染色体，和一条部分片段重复的染色体，影响基因间的平衡。如血红蛋白病中的结构变形（异常血红蛋白）是由于珠蛋白基因的碱基发生变化的结果。研究显示其发生机制之一是产生融合突变，即由于编码两条不同肽链的基因在减数分裂时发生了错误联会和不等交换，结果形成了两种不同的基因各自融合了对方基因中的部分序列，而缺失了自身的一部分序列。重复可导致基因的剂量效应和位置效应。即某基因出现的次数越多，表现型效应越显著：基因的表现型效应也因其在染色体不同位置而有一定的改变。

3．倒位的分子细胞生物学效应

倒位染色体在减数分裂中的同源染色体联会配对时，如果倒位片段很小，该片段就可能不发生配对，而其余区段配对正常；如倒位片段很长，倒位的染色体可能倒过来和正常的染色体配对，形成一个环，称为倒位环（inversion loop）。

臂内倒位杂合子在配子形成中同源染色体同源节段相互配对而形成倒位环，经过在倒位环内的奇数互换，随后形成的四条染色体中，一条是交换型的双着丝粒染色体，断裂后形成带有缺失的配子；一条无着丝粒（交换型）染色体，不能向两极移动而丢失。另两条是正常的（非交换）染色体，其中一条是倒位的染色体。通常只是含有非交换染色体的配子才能产生有活力的后代。减数分裂的4个产物中，两个是原来的非交换染色体，其中一条为非倒位的，另一条是臂内倒位的；另两条则是交换的产物，有些基因重复，有些基因缺失。通常只带有两条完整基因的染色体的配子才能产生存活的后代。

臂间倒位杂合子在配子形成过程中同源染色体同源节段相互配对而形成倒位环，经过在倒位环内的奇数互换，随后形成的四条染色体中，一条是正常染色体，一条是倒位染色体，其余两条均为部分重复和部分缺失的染色体。所形成的配子中一种是具有正常染色体的正常配子；一种是具有倒位染色体的倒位携带者；其余两种配子则是具有部分重复或缺失的染色体，这两种配子的遗传效应主要决定于重复及缺失片段长短及其所含基因的致死效应。

在臂内或臂间倒位的杂合子中由于倒位环内非姊妹染色单体发生了一次单交换，而交换的产物都带有缺失或重复，不能形成有功能的配子，因而似乎交换被抑制了，或相当程度地减少了杂合子中的重组，此现象称为交换抑制（crossover suppressor)。交换抑制作用使含有重组染色体的配子不育或部分不育，因此，倒位杂合体都有降低生育性的趋势。无论在臂间倒位或臂内倒位的杂合子后代中都见不到遗传重组，虽然实质上重组已经发生。所以从这个意义上讲，倒位的遗传学效应是可以抑制或大大地降低基因的重组。

交换抑制有值得注意的例外是如果倒位环内出现了双交换，其结果是恢复了正常的基因组成。如交换型的染色体上重复和缺失的片段很小，不影响配子形成或合子的生活力。

4．易位的分子细胞生物学效应

相互易位的纯合子没有明显的细胞学特征，它们在减数分裂时配对正常，可以从一个细胞世代传到下一个细胞世代。易位杂合体在减数分裂的粗线期，由于同源部分的联会配对而形成特征性的四射体。例如，一个个体发生了 2 号染色体和 5 染色体易位后，将缺少一条正常的 2 号染色体和一条正常的 5 号染色体，而多了二条衍生的染色体：der（2）和 der（5)，核型为 46，XX（XY)，－2，－5，＋der（2)，＋der（5)，t（2；5）（q^{21}；q^{31})，称为 2/5 染色体平衡易位携带者，其表型正常，但在形成生殖细胞的减数分裂的前期时，易位染色体将会在配对时形成四射体。随着分裂进行，四射体逐步开放形成一个环形或双环的“8”字形。减数分裂后期，染色体走向两极时表现为不同的分离方式，结果可形成 18 种配子。其中仅一种配子是正常的，一种是平衡易位的，其余 16 种都是不平衡的。与正常配子受精后，所形成的合子中，大部分都将形成单体或部分单体，三体或部分三体，导致流产、死胎或畸形儿。

相间分离：相间分离（alternate segregation）也称为对位分离，具“8”形染色体的细胞中，两条正常染色体走向一极，两条易位了的染色体走向另一极。所形成的配子都具有完整的染色体组分，一个是正常的配子，一个是易位型配子，既没有重复，也没有缺失。

邻位分离 1：邻位分离 1（adjacent segregation-1）是带 A、B 与带 A、D 的两条邻近的染色体走向同一极，另两条邻近的染色体走向另一极，每一个配子分别带有正常和易位的染色体，它们都含有重复和缺失，形成了不平衡配子。

邻位分离 2：邻位分离 2（adjacent segregation-2）是带 A、B 的染色体与带 C、B 的两条邻近的染色体走向同一极，其余的走向另一极，每个配子同样也带有正常和易位的染色体，是具有重复和缺失畸变的不平衡配子。3∶1 分离其中一条染色体独自走向一极，其余三条染色体走向另一极，这种分离方式产生 8 种不同的配子。每个配子都是数目异常或具有重复和缺失畸变的不平衡配子。

由于相互易位杂合体总是以相间分离方式产生可育配子，非同源染色体上的基因间的自由组合受到严重限制，类似于同源染色体上的基因连锁，故称为假连锁（pseudolinkage）。倒位和易位使基因的位置发生改变，同时也改变了基因原有的邻近关系，基因位置的改变引起某种表型的改变的遗传效应统称为位置效应（position effect）。

第八章　现代医学遗传学教学研究

第一节　中国遗传学教学 40 年发展及展望

一、40 年遗传学教学体系的改革与完善

在遗传学教学活动过程中倡导什么样的教学体系，一直是遗传学教育工作者们思考的问题。经过 40 年的探索，中国遗传学教学形成了几个具有学科特色、有益于教学活动又切实可行的教学体系。

（一）理顺与交叉学科知识点的逻辑层次

遗传学、细胞生物学、生物化学和分子生物学是生命科学中发展最快并起领头作用的四大学科，与其相对应的四门课程在综合性大学、师范、农林和医学等相关专业被教育部列为核心基础课。经过多年的建设与发展，随着生命科学特别是分子生物学的快速发展，学科间高度渗透与融合，使得一些知识点难以被界定，进而导致不同课程的内容彼此重复或忽视。经过 40 年的研讨，中国遗传学教学基本理顺了遗传学课程内容的逻辑层次——形成了以“基因型”“表型”为中心，突出“性状”“基因”“连锁”“重组”“变异”“表达”“调控”“表观”和“组学”等遗传学教学特色。

（二）以传统的知识讲授转向“以问题为中心”的启发式教学

40 年前，由于中国遗传学领域师资极度匮乏，当时以知识讲授为主，即围绕“遗传学基本理论和规律”而开展“满堂灌”式的教学。随着中学生物学教学的普及、高校师资队伍建设的改善以及国际遗传学的发展，中国遗传学教学逐渐转向以问题为中心的启发式教学，讲授内容重点放在问题分析上，培养本科生敢于探索与创新的意识。例如：复旦大学在课堂

上提出“克隆人的社会亲缘关系界定”“云南摩梭人的种族归附”和“自然界中的动物多倍体与植物多倍体的比例差异”等遗传学问题，引发学生们对遗传学的探讨和兴趣。

（三）运用先进教学手段提高教学效果

遗传学教学内容既有宏观的也有微观的，既有静态的也有动态的，既有概念性的也有需要运算的，既有直观的也有推理的，既有感性的也有逻辑的，如何将如此复杂的知识直观地传授给学生是中国遗传学教学工作者需要思考的。为此，40年来我国遗传学教育工作者与时俱进，从使用板书、挂图、模具、幻灯和投影过渡到借助电化、多媒体、网络、远程、微课、慕课、翻转和社交平台等先进教辅工具开展遗传学教学活动，实现了学生轻松理解遗传学深奥知识的目的，提高了遗传学教学效果。混合式教学是目前最先进的教学手段之一，很多高校正在开展。

（四）通过案例教学紧跟学科发展方向

40年来，遗传学的发展天翻地覆，对人类生活及思想产生了革命性变化，因此利用学科发展的典型案例开展遗传学教学，是中国遗传学教学热衷的教学新模式。例如：复旦大学在讲授热门话题“克隆人”时，引导学生探讨各种学术观点，对所涉及的社会伦理学问题进行深入的遗传学分析，从而寻找克隆人伦理问题的遗传学依据，评估克隆人的技术风险，这不仅可在分子水平上阐明克隆这个重要的遗传学概念，而且可给学生展示遗传学的魅力及其对社会发展的影响，培养学生的思考问题能力。

二、40年遗传学教材的建设与发展

我国遗传学教育工作者深谙教材关乎人才培养质量的道理，因此普遍重视遗传学教材的编写。在中国遗传学教材的百年编写史中，出版了大量的有影响力的遗传学教材。但是由于中国遗传学在1949年后经历了李森科伪科学和文革两次历时25年的灾难，因此真正称得上硕果累累精品迭出的阶段还是最近的40年。

（一）形式的变化

40 年前，我国刚结束“文革”，百废待兴，而高考制度的恢复，人才的培养，又急需合适的教材，为解燃眉之急，各高校首先通过油印讲义的方式恢复遗传学教学，同时赶编教材。尽管这些油印本的内容并不系统、语言并不流畅、印刷又很粗糙，很难称得上是教科书，但是对中国遗传学教学的恢复居功至伟，应被历史铭记其贡献。

40 年来，我国出版的第一本有影响力的纸质遗传学教材当属方宗熙先生著的《普通遗传学（修订本）》，该书修订于 1959 年出版的第一版及 1961 年和 1964 年更名的《细胞遗传学》版。全书共 20 章，系统地介绍了遗传学基本知识，是当年高校生物类专业普遍采用的遗传学教科书。随后，我国遗传学纸质教材的出版如雨后春笋，一部接一部，丰富多彩，论点愈发前沿、知识愈发系统、配套愈发齐全、版面与装帧愈发美观。

进入 21 世纪，随着数字科技的发展，我国遗传学教材建设已不再拘泥于纸质，提出了遗传学立体化教材建设的新理念。所谓立体化教材，又称多元化教材、互联网＋创新教材、新形态教材和可视化教材。除主教材、计算机辅助教学课件、教师参考书、学习指导书和试题库等组成的知识体系外，还包括与教学内容相关的音像制品、电子文档和网络出版物等数字化资料。据了解，我国最早开展遗传学立体化教材建设当属浙江大学。其 2003 年出版的《遗传学》多媒体教材“比较全面地反映了《遗传学》基本内容和知识，同时具有大量图表或照片”，“成为国家精品课程《遗传学》和国内 20 多所院校《遗传学》课程的正式或辅助教材”。

（二）数量的变化

我国遗传学油印讲义的版次与数量已无证可查，但每个高校都使用过，尤其是在纸质遗传学教材匮乏的年代。为了跟踪前沿、突出特色，尤其是“遗传学进展”或“遗传学实验”等前沿或特色课程，时至今日有些高校仍在使用，只是形式不再是油印，而改为激光打印。

关于我国遗传学纸质教材的数量变化，陈喜文等根据文津搜索结果，将高考恢复后的近

40 年分成了 3 个阶段：1976～1978 为起步期，数量较少，平均每年仅出版 2 部，代表作为方宗熙著的《普通遗传学（修订本）》。1979～1999 为第二阶段，数量大幅提高，平均每年 17.7 部，代表作为刘祖洞先生的《遗传学》（第二版）。2000～2013 年为第三阶段，平均每年 37 部。陈喜文等一文写于 2013 年底，但按相同方法补充数据后发现，2014～2017 年仍处于第三阶段，此阶段的代表作是戴灼华等的《遗传学》（第三版）。

随着计算机及互联网的普及，融合文字、音频、视频、图片及动画等元素的纸质书籍数字化已成为趋势，各高校或出版社都在尝试开展数字教材甚至数字课程的建设。然而，数字化终究是新生事物，已建成的资源目前尚缺乏有效的交流途径，且是配套材料，因此本文暂不对遗传学数字化资源进行统计与评价。

（三）内容的变化

由于油印讲义及数字化教材统计困难，遗传学分支学科又多，因此本文仅对我国 40 年来有影响力的普通遗传学纸质教材进行分析。发现：我国每本遗传学教材的总字数在逐年增加，即由第二阶段的 3244.2 万字增加到第三阶段的至少 5268 万字，这反映出中国遗传学教材的广度或深度在逐年提高，也反映出遗传学学科知识在不断丰富发展。

对部分遗传学教材再版前后进行对比，发现其在紧跟学科发展方面做了大量工作，内容已由 40 年前的分子和细胞学基础、三大定律、遗传作图分析、变异、遗传重组、数量遗传、核外遗传、群体遗传和进化遗传等经典知识，逐渐发展到基因组、表达调控、表观遗传、发育遗传、基因工程、免疫遗传、行为遗传和体细胞遗传等新知识上来。尽管如此，遗传学基本原理仍占现阶段教材主要篇幅，达 73.9%；其中：分子和细胞学基础 9.4%、三大定律 12.9%，遗传作图分析 15.9%、变异 13.5%、遗传重组 4.7%，数量遗传 5.7%、核外遗传 4.9%、群体和进化遗传 7.1%，反映了教材编著者非常清楚教材的读者是本科生，目的是本科教学，而非研究生教学或遗传学分支学科的教学。

（四）编写的传承性

分析第二阶段和第三阶段遗传学教材作者的关系，发现：我国遗传学教材编写的传承性非常强，尤以北京（北京大学、中国农业大学、北京师范大学和首都师范大学等）、上海（复旦大学、上海交通大学和上海第二医科大学等）、哈尔滨（哈尔滨医科大学）、广州（中山大学）和杭州（浙江大学）等高校的编著者较多、历史较长，且新一代学者继承了上一代遗传学家高昂的编写热情和丰富的编写经验，因此教材一版再版，每一版均广受读者喜爱。

（五）未来教材编写建议

由于教材在教学活动中的特殊地位，因此，尽管我国遗传学教材的满意度总体不错，但高标准严要求仍是未来教材编著者应该追求的基本原则。为此，对未来的遗传学教材编写人员提几点建议：

科学性：遗传学是一门发展迅速的生物学的主干基础课程，因此遗传学教材编写的核心问题仍是坚持科学性，即：反映遗传学基本理论、基本技术和最新进展，这是遗传学教材编写的基本原则，目前多数教材做得不错，但个别教材仍存在诸多问题。

系统性：遗传学是一门逻辑性和综合性极强的学科，所以教材的系统性非常重要，必须确保在反映遗传学基本理论和技术的同时，注意章节之间内在的逻辑连贯，但目前结构不够合理。和拼盘等现象时有发生。

学科差异：遗传学是生命科学的核心学科，内容几乎涉及了植物学、动物学、微生物学、细胞生物学、生物化学、发育生物学和进化生物学等生命学科的所有分支。但生命科学学科广泛且研究范畴和对象差异明显，这无疑对教材的编写提出了新要求——不同专业的遗传学教材应有所侧重。在这一方面，我国遗传学教材总体做得非常好，大致分为综合类、师范类、农林类、动物类及医学类等，但不同专业的遗传学教材如何反映学科特色仍需特别注意。

时代性：随着多媒体技术的出现和迅速推广，读者的阅读习惯已悄然发生改变。遗传学教材也应与时俱进，迎合读者的阅读模式。近年来教材的立体化建设已引起高度重视，但投入不足，有影响力的遗传学新形态教材不多。此外，我国教材更新周期长、特色插图稀缺、配套落后、黑白印刷、纸质差、印刷页字数过满等问题仍未得到有效解决，希望引起注意。

三、40年遗传学教学内容的变化与更新

由于我国高校数量庞大，发展不平衡，质量层次明显，学科与专业划分过细。不同学校或不同专业的遗传学教学课时数不同，主讲教师对遗传学教学内容的取舍也不同，因此难以详细解读40年来遗传学教学内容的变化。本文通过不同时期的遗传学教材、参考书代表作的内容，从教科书的视角来分析了解遗传学教学内容的变化与更新。

（一）理论教学

统计显示，我国早期的遗传学教材主要偏重于基础知识，分子、调控和免疫等内容欠缺。至2000年，虽有一定篇幅的分子遗传学，但比例仍较低（11%）。随后，逐渐引入了基因组学、体细胞遗传学、基因工程和免疫遗传学等内容，使得基础遗传学占比大幅下降（73%）。约在2005年后，内容上逐渐增加了表观遗传这一特色内容。

上述教学内容的变化只是粗线条的，没有考虑我国各高校办学方针的巨大差异。正因为存在这个差异，遗传学教学内容在不同学科中也存在明显区别。如1980年李璞先生的《医学遗传学纲要》中就有分子（疾病的分子基础）、免疫和肿瘤等内容，综合性大学和师范院校的教材则于19%年才对相关内容有所体现，农业院校较晚，至2001年才有所体现，正如米景九先生所言，当时的遗传学教学较多停留在经典遗传学内容上，分子遗传学较少，甚至在农业的遗传育种专业里，分子遗传学都未能纳入理论课中。

（二）实验教学

40年前，遗传学实验课内容相对简单，多为验证性实验，很少有开放性和拓展性实验，几乎没有分子遗传学方面的实验。为此，刘祖洞先生于1979年出版了《遗传学实验》，紧接着河北师范大学等4所师范院校联合编著了供高等师范院校和师范专科学校使用的《遗传学

实验》，复旦大学于 1981～1982 年在《遗传》杂志上连续刊登了 9 篇有代表性的遗传学实验文章，这些内容对我国遗传学实验课的发展与统一起到了重要作用。

对比 40 年来几本有影响力的遗传学实验教材发现，有丝分裂（Feulgen 染色法）、减数分裂、果蝇系列实验（如形态生活史、杂交、唾腺染色体和伴性遗传等）、粗糙链孢霉分离和交换、微生物遗传实验（突变体诱导筛选和鉴定、接合、转化和转导）、人外周血淋巴细胞培养、植物杂交、植物多倍体诱导和植物单倍体诱导等实验是遗传学基础实验。部分综合性大学于 1987 年对遗传学实验内容进行了较大更新，从刘祖洞先生的《遗传学实验》一书中可见一斑，该书增加了大量的细胞遗传学、生化遗传学及分子遗传学实验内容。

进入 21 世纪，为了培养具有创新能力的遗传学人才，部分高校相继开设了一些综合性、开放性、研究性和探索性的遗传学实验。实验的综合性现已成为我国遗传学实验教学改革与发展的趋势。

（三）遗传学分支课程

遗传学有 20 多个分支学科。尽管这些分支学科的许多教学内容在普通遗传学课程里都有涉及，但受课时数限制，都无法深入讲解。为此，综合性大学和师范院校根据自身条件开设了诸如细胞遗传学、分子遗传学、生化遗传学、微生物遗传学和发育遗传学等课程，农业和医学类院校开设了植物育种学、数量遗传学、群体遗传学、动物遗传学、医学遗传学和人类遗传学等课程。

随着学科的发展和新技术的涌现，基因工程、基因操作技术与原理、免疫遗传学、基因组学、蛋白质组学、生物信息学和表观遗传学等课程作为选修课也相继开设。为了加强通识教育，很多院校还开设了遗传与优生和进化生物学等课程，供非生物类或非医学类学生选修。

四、中国遗传学会对推进遗传学教学的贡献

教学研讨对同行交流教学方法、教育理念、课程体系、培养方案、解决教学疑惑和争议

问题等都有着重要的作用，为此，中国遗传学会成立之初就积极组织遗传学教学研讨会。然而，最早的教学研讨主要集中在反应强烈呼声最大的师资、实验和教材建设等方面。1981年5月28日至6月3日，在杭州正式举办了第一次遗传学教学讨论会，就课程设置、教学组织、教学内容、教材、实验课、研究生培养和教师业务等议题进行了广泛而深入的讨论，并分综合大学组、师范院校中学组、医学院校组和农林院校组开展了经验交流。1983年1月，中国遗传学会第二次全国会员代表大会在福州举行，会上新成立了教育工作委员会，也就是现在的教育教学委员会。1983和1985年，又召开了两次遗传学教学研讨会，参会人数均接近200人，主题包括师资建设、多样化教材、实验条件、信息库建立和中学生物学教育等方面。

随后20余年，规模化的遗传学教学会议逐渐减少。至2006年8月，全国遗传学教学研讨会在南开大学再次举办，之后被常态化。由于此时无论师资，还是教学水平以及人才培养质量都已取得了巨大进步，有些达到了世界先进水平，因此研讨的焦点是适应新形势，利用现代教育技术、信息技术和网络技术培养领军人才。

为鼓励我国遗传学家投身遗传学教学事业，中国遗传学会在2011年八届五次常务理事会上通过了《谈家祯遗传教育奖奖励章程》，以奖励勇于创新、积极教改的国内遗传学教学人员。特别值得一提的是，2013年在哈尔滨召开的遗传学大会上首开了教学分会场，并颁发了对遗传学教学影响巨大的首届“谈家祯遗传教育奖”。目前该奖项已颁发三届。复旦大学赵寿元教授、北京大学戴灼华教授和兰州大学王亚馥教授长期活跃在我国遗传学教学第一线，在教学方法和课程体系方面见解独特，为我国遗传学教学做出了重要贡献，培养了大批优秀的遗传学人才，先后被授予“谈家祯遗传教育杰出贡献奖”。中山大学贺竹梅教授、南开大学陈德富教授、复旦大学卢大儒教授和内蒙古大学邢万金教授积极开展遗传学教学改革，组织了较大规模的全国遗传学教学会议，编写了有影响力的遗传学教材，先后荣获“谈家祯遗传教育奖”。

五、《遗传》杂志对遗传学教育事业的贡献

教学论文是教学成果的重要体现形式之一。中国遗传学会历来十分重视遗传学教学成果的交流，成立之初就通过会刊报道遗传学教学译文或教学研讨成果。《遗传》杂志是中国科学院遗传与发育生物学研究所和中国遗传学会共同主办的专业学术期刊，是我国遗传学教学工作者发表遗传学科研及教学论文的重要平台。其中的遗传学教学专栏迄今共刊出教学论文137篇。通览这137篇论文，发现我国遗传学教改领域主要集中在教学模式（21.2%）、实验教学（16.8%）、教学内容（38.0%）、案例教学（16.6%）、教材（12.9%）、其他（素质教育、双语教学、课程考核、试题等，14.6%）等6大类，其中教学模式、实验教学和案例教学的改革现状依然不容乐观，如何大踏步发展仍任重而道远。在这里我们还要特别提醒广大遗传学教育教学工作者，遗传学教育相关领域包括案例教学相关论文是专栏特别欢迎的，希望其能成为未来中国遗传学教学主要模式之一。同时，对于遗传学网络化教学成果，也应予以重视。

“《遗传》的封面人物”“科学人生”“遗传学史”和“科学新闻”等栏目文章也受到了广大遗传学教学工作者的关注与欢迎，迄今共介绍了22位中国遗传学先贤和9位对遗传学科研和教育兢兢业业努力工作的遗传学家。

六、遗传学教学的展望

在基因工程（合成生物学）和基因编辑改造生命创造生命的特殊历史时刻，我们总结过去倍感骄傲，展望未来也深感重任在肩，只有砒砺前行，本着全面培养、综合发展、抓住重点和突出特色的理念，中国遗传学教学方能不辱使命。

（一）遗传学教学发展的新机遇

建设世界一流大学和一流学科，即双一流“建设是继211工程”和“985工程”之后的又一项国家战略，将在今后很长一段时间内影响高校的发展，广大遗传学教学工作者应抓住这一难得机遇，不断更新遗传学教学方法，优化遗传学教学手段，学习国际先进经验，传承

遗传学教学成就，进一步提升中国遗传学教学水平与教学质量，培养大批遗传学优秀人才以满足我国经济和社会发展对遗传学人才的新需要。

（二）遗传学知识体系的新发展

21 世纪是知识爆炸的时代，不同学科高度融合，如何保持特色并有新发展是中国遗传学教学未来应重点考虑的问题之一。经典遗传学的分析方法、群体遗传学的发展与进化、细胞遗传学的基础、表观遗传学的基因与环境和现代基因工程（转基因生物和基因编辑）等内容如何有机地纳入到遗传学知识体系并形成鲜明的特色，是中国遗传学教学工作者未来需完成的重要任务之一。同时，鼓励优秀遗传学家投入遗传学教材建设，打造与科研发展高度同步的多元化教材体系，也是未来的一项重要任务。

（三）遗传学师资队伍与实验室建设

遗传学师资队伍的稳定与发展，是课程建设的第一要素。目前，正值各高校积极引进国内外青年高级人才之际，希望我国遗传学教学抓住这一历史机遇，引进优秀人才充实到遗传学教师队伍中来，为遗传学教学的大发展做好人才储备和队伍建设。同时，遗传学实验室的建设，尤其是师资、体系和制度的建设，是遗传学实验课的基本要求，应打造以实验技术体系为本的系列实验室，使遗传学实验教学能用到最先进的仪器设备，能有专业的实验技术人员进行辅助教学，全面提升实验教学水平。

（四）遗传学教学体系的建设

为进一步提高教学质量，教学体系应继续进行“立体化”和“多样化”建设，特别是近年来以学生为中心的翻转课堂和讨论式教学应是今后大力提倡的。“双一流”建设推崇的“精英化教育模式”“研究型学习模式”“小班化教学”和“个体教育模式定制”等拔尖人才培养体系也可在有条件的院校试行。总之，在引进国外先进教学方法和教育体系的基础上，结合我国教育和经济发展规律，顺应现代知识和信息传播模式，与时俱进，打造创新型多样化的中国遗传学教学新模式是未来的大趋势。

在建设多样化教学体系的同时，建议各高校注重理论联系实际，探索教学实践经验，让高年级学生走进实验室，拓展企业实训，提高自主学习和知识运用的能力，或者聘请优秀企业家担任指导教师，开展知识到实践的转化学习，培养适应市场需要的新型遗传学人才。

（五）加强遗传学教学交流

中国遗传学会始终重视遗传学教学的研讨和遗传学教学论文的发表，但如何适应遗传学快速发展的新形势，使教学研讨更快、更好地发展下去，加强学术和教学交流，是中国遗传学会和教学同仁们共同关注的大事，为此建议遗传学优秀人才积极投身到遗传学教学组织、管理和实践工作上来，将遗传学最新进展化繁为简、深入浅出地呈现给基层遗传学教师和学生，使我国遗传学教学质量迈上一个新台阶。

（六）加强遗传学科普、提高民众科学素质

遗传学是身边的科学，持之以恒地动员遗传学家向全社会特别是面向青少年义务宣传遗传学知识，也是遗传学教育工作者的责任，对提高民众的认识具有重要意义。比如介绍遗传工程技术、普及遗传与生育和遗传与健康的知识，为国家科技推广和民族健康事业打下良好的基础。

第二节　转化医学理念在医学遗传学教学中的体现

转化医学（translational medicine）这一名词自 1996 年在 The Lancet 首次出现至今已有二十余年的历史了。其核心理念是打破基础研究与临床医学之间的屏障，使实验室的基础研究成果及时转化为临床应用，将临床发现的问题及时反馈给实验室，引导有效研究，解决临床问题。这一概念的提出和实践必将促进医学的快速发展，具有重要而深远的意义。转化医学的行为主体是人，二十多年来世界各国转化医学的实践表明转化医学是一项长期而艰巨的任务，需要大批具有转化医学思想意识、具有崇高职业理想和信念的高水平医学人才。而基

础医学教育在这一人才培养过程中发挥着基础和先导性作用。受转化医学思想启发，我们将转化医学理念引入医学遗传学教学改革中，在教学中努力建立基础与临床的有效联系，提高基础医学教学质量，适应医学人才培养的新需求。

一、教学模式的改革与创新

目前，各国纷纷成立了转化医学研究中心，团队人员由从事基础研究的科学家、临床专家甚至医药企业、政府部门人员联合组成。这种多部门、跨学科的组合加速了转化的进程。笔者以为，在早期的基础医学教育中就可以进行基础与临床的有效结合，从而加快转化医学人才培养的速度。长期以来我国从事基础医学教育的教师大多只有基础研究经验，缺乏临床实际应用经历，教学中存在基础知识与临床应用脱节的现象，容易造成学生对基础知识的重要性认识不够，学习主动性不强，一定程度上影响了教学效果。如何改变这一局面呢？笔者认为，可以打破基础和临床分开授课的教学模式，在不改变学科独立性的前提下，采取灵活多变的形式，建立基础与临床联合授课的教学新模式。以我们所授的医学遗传学课程为例，它是一门遗传学与临床相结合的新兴的桥梁学科，讲述遗传学的一般原理以及遗传病发病的遗传机理、诊断、治疗原则和预防等。根据教学章节的不同特点，我们将教学内容划分为基础理论性较强和临床实践性较强两部分，发挥基础和临床教师特长，对于基础理论性较强的遗传的一般原理、遗传病发病机制、群体遗传学等内容由基础医学的教师来授课，而对于实践性较强的遗传病诊断和产前诊断等内容则邀请临床检验医师或生殖中心的医师来授课。这种模式一方面使学生在学习基础知识的同时了解到临床最新应用；另一方面也以教学为纽带，加强了基础医学教师与临床医师之间的沟通与了解，为教学注入了活力。此外，基础医学教师也可以通过阅读文献、参加学术交流活动或接受与本学科相关的应用型培训，了解学科前沿和最新应用，使教学紧跟学科发展，适应临床需求。

二、立德树人——培养人文精神的重要性

转化医学对人才的要求很高。从一项基础研究成果到一种生物标志物或新药的临床应用要经历多步骤复杂的过程，转化医学人才在能力之外，还要具备耐力、毅力和奉献精神。这些素质和精神的培养不是一蹴而就的，早期的基础医学教育是培养人文精神的关键时期，这一时期在学生心中埋下人文精神的种子，会在日后的工作中生根发芽，成为他们不断前进、献身医学的动力。在教学中，我们有意识地穿插讲述本学科领域一些著名人物的研究故事或人生经历，在潜移默化中传递人文精神。如诺贝尔获奖者 Stanley B. Prusiner，在担任住院医生时接触克雅氏病（Creutzfeldt-Jakob disease，CJD）患者，立志找到病因，经过锲而不舍的努力最终揭示病原体是蛋白质的故事，传递着不畏困难、勇于探索、追求真理的科学精神；以法国医生 Lejune 从人类染色体的学术报告中受到启发，在病因不明的智力低下患儿中开展染色体研究，最终发现第一例染色体病的故事，培养学生的转化医学意识；以美国 FDA 官员 Frances Kelsey 坚持原则，阻止妊娠止吐剂——“反应停”上市从而避免“海豹儿”在美国大量出生的故事，激发学生的责任感和使命感。“亲其师，信其道”，人文精神的培养离不开教师自身素质的提高，教师的精神面貌、教学态度、治学精神对学生有着直接的影响。作为高校教师，还应当严格要求自己，育人先育己，增强教育的信服力。

三、转化医学思想指导下的教学内容革新

（一）发挥绪论的导向作用

绪论是对一门学科的概述，一般阐述学科的研究内容、发展简史、发展趋势及重要性。绪论地讲解除了可以让学生对学科有整体的认识和概略的了解，也是激发学生学习兴趣、培养转化医学意识的良好时机。意识到这一点，在绪论教学中，我们对医学遗传学重要性的讲解，没有拘泥于课本，而是密切联系实际，列出目前医疗实践中所面对的和遗传学有关的问题如单基因病诊断、遗传咨询、肿瘤的早期诊断和精准治疗、疾病的分子分型和个体化用药

需求等，引发学生思考，使学生意识到未来职业与现在所学学科的相关性，从教学伊始激发学生学习的主动性。

（二）在教学中建立基础与临床的联系点

在基础医学中有许多与临床密切相关的知识点，关键在于教师能否发现这些知识点，并在教学中建立二者之间的联系。为此，我们在教学课件中设置了“聚焦临床”板块，如在“染色体结构畸变”一节，我们在板块中补充介绍了“Y 染色体微缺失与无精症关系”的研究报道，增强了学生对染色体结构畸变的感性认识；在“影响单基因遗传病分析的因素”一节，我们将遗传异质性与单基因病检测联系起来，说明遗传异质性给临床单基因病诊断和检测带来的困扰，并延伸出基因型与表型相关性研究的重要性，使学生对知识点有了更深刻的认识；在“癌基因”一节，我们以“伊马替尼治疗慢性粒细胞性白血病”和“赫赛汀治疗 HER2 基因过度表达的转移性乳腺癌”这两个成功的转化医学实例充实教学，突出转化医学的价值，激发学生的学习兴趣和转化医学的意识。

（三）案例式教学与转化医学的相关性

案例式教学是将学生分组，然后以案例为中心，要求学生以组为单位运用已学知识或通过查阅资料，进行案例分析并汇报、讨论的教学方式。这种教学方式旨在发挥学生在学习中的主观能动性，提高学生运用知识解决实际问题的能力，培养学生的合作意识和团队精神。这一教学目标与转化医学的人才培养目标不谋而合，是训练转化医学思维，培养转化医学人才的有效教学手段。在医学遗传学理论教学中，针对一些遗传病（如单基因病、染色体病、线粒体病）发病率较低，学生接触较少且无临床工作体验等情况，我们开展了案例式教学——“模拟遗传咨询”活动。我们从各类遗传病中选择有代表性的疾病，精心编撰案例 31 例，根据学科内容和临床需求设置引导性问题。然后由教师开设专业知识检索讲座，学生分组查阅资料进行案例分析，并于课堂上汇报、讨论，课后形成总结报告。对本校护理和临床专业 126 名学生的不记名问卷调查显示通过此次活动，70%以上的学生加深了对基础理论知识的理解、意识到基础理论和研究对解决临床问题的重要性、提高了学习的主动性和自学能力，同时意识到团队合作和交流的重要性。此外，我们认为案例式教学方式同样适用于实验教学，使实验过程融于情景案例之中，可以提高实验的趣味性，增强学生的实践感。如在 PCR 实验教学中，我们给予学生的 DNA 模板，在不告知标本所属性别的情况下，指导学生运用 PCR 法进行男性性别决定基因和内参基因的检测，然后分析实验结果判断标本所属性别，使学生在了解原理、掌握技术的同时，也了解了技术在实际案例中的应用，从而增强了他们解决实际问题的信心。

四、增强社会实践，树立正确的价值观

除了课堂教学，医学生在基础医学教育阶段进行与医疗相关的社会实践是十分有益的。如可以组建一只由医生、教师、学生组成的爱心团队，深入社区开展力所能及的医疗服务或定期开展与学科相关的医院见习活动等。通过这些活动一方面使学生及早了解患者的疾苦和专业所需，意识到自己的不足，从而增强社会责任感和学习的动力；另一方面也通过老师的言传身教帮助学生树立正确的人生观、价值观。此外，医疗和教学单位还可以借助这些活动增进彼此的了解，形成医疗人才培养的合力。

创新是民族进步的灵魂，转化医学思想给基础医学教育带来了创新点，提出了更高的要求。如何在这一思想的启发下寻求更多的创新之路，培养出更优秀的人才，值得每一位基础医学教育工作者探索和实践。

第三节　医学遗传学课程融入人文教育的实践

医学教育具有社会性、实践性和服务性的特点，加强医学生人文教育是当前的一个热点问题。提高医科大学生的人文素质，尤其是在专业课教学中，使人文知识和医学知识一体化，融素质教育于专业教学中，激发学生从医学、心理、道德和法律等不同的角度去思考解决问

题是医学人文教育必不可少的重要组成部分。医学遗传学是遗传学与医学相结合的边缘学科，是医学科学领域中十分活跃的前沿学科，已成为21世纪医学科学发展的带头学科之一，充分挖掘其中的人文因素，诱发学生的学习兴趣，激发学生的灵感，是加强医学遗传学学科整体教育效果，切实实施素质教育、完善学生人格的有效手段。如何才能将人文素质教育与医学遗传学课程教学相融合？我们在如下方面进行了探索和实践。

一、医学遗传学理论教学中人文精神的渗透和融合

（一）结合医学遗传学的发展史，进行科学精神的培养和人格品质的教育

医学是人类智慧的结晶，而医学史是人类智慧宝库中重要的精神财富。通过医学史的学习，有助于总结历史经验，加深对医学的理解，更好地解决当前问题，并从中把握其发展规律，较为清晰地预见未来，从而培养学生正确认识和使用科学技术的态度以及精益求精的科学精神；也有助于学生正确地理解人与人的关系、人与社会的关系以及人与自然的关系，培养医学生的社会责任感和历史使命感。医学史教育对培养医学生的人文素质具有不可替代的重要作用。例如在讲解人类染色体发现历史上，可通过徐道觉发现低渗透液技术应用人体染色体制备的发现过程的小故事的讲解，可以让学生学习他严谨的科学态度，不放过试验中任何偶然的发现的科研的精神。再结合徐道觉未能确认自己所观察到的46条染色体，导致其与诺贝尔奖失之交臂的事实，教育学生在今后的科研中要敢于挑战权威。在讲到遗传病诊断时可结合华裔科学家分子诊断的创始人简悦威教授在分子诊断技术的发展中所做出的卓越贡献，以及作为华人科学家在分子生物学领域的成就得讲解，激励学生的爱国之情。通过这些具体而生动的实例介绍，不仅提高了同学们学习的兴趣，培养了良好的科研精神，同时也激发了他们的爱国热情，使之感受到肩上的责任，自觉地为“强国富民，振兴中华”而刻苦学习。

（二）联系身边事件设置教学内容

在理论教学中学习关国医学人文教学针对现实问题设置教学内容的特点。联系身边、媒体所发生的事情，把身边医学遗传学相关内容纳入教学，并且结合实际，把与优生优育，环境和可持续发展观的教育等融入人文教学。突出人文教育的实用性和时代感，帮助学生学习如何应对今后工作中可能遇到的社会现实问题。如春季经常在媒体中听说有孩子食用蚕豆后死亡的新闻，结合新闻向学生讲解蚕豆病的相关知识，并借此教育学生在生活中如果我们了解相关知识就可避免相似悲剧发生，激发学生努力学习的精神。如结合媒体有关香港中大医学院研究出新技术，利用基因芯片检测胎儿是否患有综合征遗传病的新闻报道，为同学们讲解产前诊断的内容，教育学生在医疗卫生工作中要具备敬业奉献和勇攀科学高峰的精神。

（三）在教学中，注重人文关怀的加强

在教学过程中注重营造良好的人文氛围，关爱学生，重视学生的精神需求、情感体验，在整个教学过程中，把多种教学方法综合应用，如启发式教学、讨论式教学、互动式教学方式等。在课堂教学中穿插启发性的问题，运用设问、联想等方法刺激从而引发学生的学习兴趣与思考，让学生的被动听讲转为主动探索，调动学生的主动性和创造性，增强课堂的互动性。并积极帮助学生走出心理困惑、建立学习的信心，避免训斥和处罚学生。以言传身教的方式加强对医学生人文精神的渗透，不仅要教会学生如何诊断、治疗疾病，更要教会学生树立以人为本的价值观和救死扶伤的职业观。

二、在实验和实践教学中倡导和培养人文精神

（一）实验教学中培养学生的综合能力

通过改革实验教学方法提高学生的综合能力，改革传统实验教学方法，比如在“人类体细胞染色体的制备”“染色体显带标本观察”等实验中，以往这些实验的前期准备都是由实验老师进行，同学只是进行了部分内容，为了使学生能系统地掌握这些基本实验知识，我们

在实验教学中从前期载玻片、吸管等材料的准备到抽血、培养等全部由学生独立完成。每次实验结束后，由学生分组陈述实验结果以及由实验得到的经验和教训。并成立科研兴趣小组，培养学生科研能力。在培养学生科研素养的同时，将新理论、新技术、新方法及时传授给学生，以开阔学生的视野。这些措施不仅加深了学生对知识的掌握，而且培养了学生的自学能力、表达能力、逻辑思维和综合分析能力，有益于医学生今后养成细心严谨的科研和临床工作作风。

（二）将人文素质教育融入社会实践中

来自社会实践的人文素质教育比课堂上单向的传授更具深刻性、持久性和丰富性。通过与附属医院和其他相关医院进行合作，逐步实现实验实习基地化。让学生到附属医院检验科了解相关实验室检测生化遗传病的方法；在产科了解产前相关遗传病的筛查和新生儿中需要筛查的一些遗传病；组织学生利用课余时间去社区、福利院、特殊教育学校等地深入群众开展实践活动。并且布置学生寒暑假期间在家乡开展遗传病与环境状况普查，写出调查报告并汇编成论文集。激励学生自觉在家乡群众中普及遗传学科普知识和环保知识。使学生能够在耳闻目睹中亲身感受和体验人文精神，提高处理问题的能力，达到“学会认识、学会做事、学会生存、学会共处”的口的。在社会实践中，学生们可进一步领会人文精神的具体内涵，了解更多的社会现象，提高文化底蕴和审美情趣，发展综合素质。

重视人文教育是目前国内外高等医学教育发展的共同趋势，在医学遗传学教育中体现人文素质教育精神，必须要处理好人文素质教育与科学教育的关系。人文教育并不是生硬地加到专业课程中去，而是要与专业课教学模块融合在一起，浸润在专业理论知识中。通过在医学遗传学课程教学中融入人文教育的尝试，使专业课的教学内容更加丰富，教学形式更加生动活泼，增强了同学们对医学遗传学课程的学习兴趣，使专业课成绩和综合素养都得到了提高。如何更好地将人文素质教育与医学专业课相结合，这值得我们进一步去探索。

第四节　生殖医学实践融入医学遗传学

诺贝尔奖获得者 Berg 曾经说过："几乎所有的疾病都与遗传有关。"《医学遗传学》是既有基础沉稳性而又不乏临床灵动性的课程，是介于基础与临床之间的桥梁学科，是 21 世纪生命科学的带头学科之一，随着基因组学研究的进展，新的致病基因不断被发现，极大地拓展了我们对遗传病本质的认识；随着医学遗传学研究的深入，一些新的研究成果也应用于生殖医学临床实践，推动着诊疗水平的提高。例如，早年在课堂讲授单基因遗传病时，只能根据亲代基因型推断出患者子代的发病风险为 50%；而现在，我们可以进一步地向学生介绍已用于临床的"PGD"技术，通过检查是否携带致病基因从而筛选胚胎达到使患者的后代再也不被此病困扰的目的。将生殖医学实践融入医学遗传学教学，一方面学生能够接触到遗传知识的临床实践，另一方面也极大地激发了学生学习医学遗传学的兴趣，实现基础和临床的交叉渗透。

一、21 三体综合征与无创产前检测技术

以医学遗传学的 21 三体综合征为例。21 三体综合征又称唐氏综合征，是发现最早、发病率最高的人类染色体病。患者主要表现为智力低下、特殊面容、生长发育迟缓和多发畸形。大多数唐氏综合征患者的智力处于中重度低下水平，约 40%伴有先天性心脏病，部分男孩有隐睾，女孩无月经。唐氏综合征也是人类最为常见的染色体病，其新生儿的发生率为 1/600–1/800，在我国每年出生的唐氏患儿高达 2.3 万～2.5 万例，给家庭和社会造成沉重的精神负担和经济压力。在课堂教学时，我们在讲授 21 三体综合征的概念、临床表现、遗传机制等核心知识之外，还可以结合产前检查方法的介绍，增加课本中没有的前沿知识，如无创产前检测技术。既往常用的产前检测方法是羊水穿刺后进行核型分析，这也是诊断该疾病的金标准。1997 年，研究发现孕妇外周血中存在微量的胎儿 DNA，这些被称为胎儿游离 DNA

的短片段DNA游离在孕妇的外周血中，至胎儿出生后迅速消失。胎儿游离DNA的发现使采集孕妇外周血即可分析胎儿DNA成为可能。随着测序技术的发展，2015年之后，通过高通量测序技术检测孕妇外周血中游离胎儿DNA＜cfDNA，再经一定的算法，依据小同染色体的比例来推算胎儿13.18.21染色体的数量，以筛查胎儿染色体非整倍数畸变的技术正越来越多地应用于临床，该方法因为只需采集3～5mL孕妇外周血，故又被称为无创产前检测技术（non-invasive prenatal tests，NIPT）。

目前普遍认为与传统的血清学筛查相比（检出率为70%～80%）NIPT具有准确率高的特点（检出率达98.4%～100%假阳性率低于0.5%）；且与传统的羊水穿刺术相比，其具有安全、高效、早期的特点（在妊娠12周后即可进行），孕周、孕妇年龄、体重等因素对检测结果均无影响。

二、亨廷顿舞蹈病与产前遗传学诊断

亨廷顿舞蹈病＜Huntington disease，HD）是一种以小自主运动、精神异常和进行性痴呆为主要临床症状的神经系统变性病。亨廷顿病患者多数发病年龄在25～40岁，平均发病年龄在40岁，平均持续约14年。目前没有任何药物可以改变亨廷顿病的自然病程，但可以采取措施改善临床症状、减少舞蹈样动作，从而改善患者生存质量。1872年美国医生Huntington对亨廷顿病的临床症状首先进行了描述，1911年Alzheimer对病理改变作了观察，1993年Gusella等确定其致病基因是位于4号染色体短臂的HD基因，基因产物为CAG三核苷酸重复扩增产生Huntingtin蛋白。正常人为11～35个CAG重复序列，HD患者为36个以上，由于CAG编码的谷氨酸胺过多导致蛋白构象改变，从而影响到蛋白质功能。

亨廷顿病呈常染色体显性遗传，其遗传特点是具有遗传早现的现象，即后代中有连续发病提前倾向。因此，对于子代发病风险，除了依据亲代基因型，做出子代发病风险是50%的判断外，我们还可以结合对亲代HD基因的测序，得知子代的发病年龄会更早，而症状也会更重。现在随着植入前遗传学诊断（Preimplantation Genetic Diagnosis，PGD）水平的提高，在体外受精过程中，可结合全基因组测序等方法，对具有遗传风险患者的胚胎进行种植前活检和遗传学分析，以选择无遗传学疾病的胚胎植入宫腔，从而获得正常胎儿。植入前遗传学诊断、筛查技术可以帮助包括HD在内的遗传病患者获得正常的后代，使他们再也不被此病困扰。2013年7月22日，深圳华大基因和中信湘雅生殖与遗传专科医院联合宣布，已成功将全基因组测序技术应用于体外受精获得的胚胎染色体异常分析。该新技术的成功应用揭开了植入前遗传学诊断（PGD）的新篇章。

线粒体遗传病与“三亲婴儿”线粒体是真核细胞中能量传导的细胞器，其中含有的DNA是存在于细胞质线粒体内的细胞核外遗传物质，因此也被称为人类的第“25号染色体”。线粒体DNA（mt DNA）具有母系遗传的特点。

Leber遗传性视神经病（LHON）就是人类母系遗传的典型病例，也是第一个被鉴定出与mt DNA点突变有关的母系遗传疾病。临床上以两侧连续急性或亚急性视力衰退为特征，伴随症状包括小脑共济失调、心律失常等。发病高峰年龄是18～30岁，主要累及青壮年男性。大多数与LHON有关的点突变位于MTND基因上，其数目已经超过30余种。三种原发性mt DNA 突变分别是G11778A、G3460A和T14484C，由它们引起的LHON病例约占所有LHON患者的95%。近年来，与mt DNA突变相关的研究日新月异，然而，迄今为止还没有从分子水平上阐明mt DNA突变的致病机制，也无法根治mt DNA疾病。

2015年2月，英国议会批准“三亲线粒体”基因疗法，即将来自携带缺陷线粒体卵细胞的细胞核转移到拥有健康线粒体的捐献者的卵子内，产生的胚胎除携带来自父亲和母亲的核DNA外，还具有来自卵子捐献者的线粒体DNA。

运用这种方法，世界首个“三亲线粒体”婴儿于次年诞生。这项技术虽具有极大的伦理学争议，目前仍难推广，但因为其确实能帮助到那些被线粒体遗传病困扰的患者与家庭，因此也给线粒体遗传病的患者带来了希望。

第五节　医学遗传学实验教学模式的优化与实践

医学遗传学是医学教育的重要课程，介于临床医学与基础医学之间，是一门应用性很强的学科。随着分子生物学理论和技术的发展与进步，尤其是人类基因组计划的实施完成，医学遗传学得到了空前的发展，基因组学与分子遗传学逐渐成了21世纪的领头学科，在现代医学教育体系中有着重要的地位。医学遗传学实验在知识与实践、实践与创新的链接上发挥重要的桥梁作用。当前社会科学和自然科学的发展变化，致使医学教育无论在教学手段还是在教学理念都发生了深刻的变化，更早地、更多地接近社会、接近临床，更注重人文精神，更多融入先进技术与研究成果。而大部分医学遗传学实验则还主要关注在传统分子遗传学相关领域的基本实验操作，涉及遗传病相关资料的信息化获取与分析涉及很少，解决临床遗传学问题过程中存在理论与实践脱钩。医学遗传学实验教学尚未达到提高医学生的科学研究能力、求知探索精神、创新能力和创新意识的目的。为此，我们开展了一系列卓有成效的探索，优化了原有的医学遗传学课程教学体系，构建了新的实验教学模式。

一、利用网络课程资源，推进虚拟实验

依托于湖北民族学院网络中心，结合医学遗传学学科特点，进行数字化资源导学平台建设。网络平台的主体结构分为教师主导区和师生互动区两大部分。内容充实而全面，平台除了内容完善的多媒体课件，与教学内容或生活实际密切相关的研究成果，解决学生在学习中遇到的实际问题，还专门开辟了“虚拟实验室”栏目。网络课程资源在医学遗传学实验教学中主要解决两大问题：医学遗传学实验中所特有的一些对人体有重大危害的和涉及比较先进实验技术的实验，出于安全和成本考虑，学生往往无法直接参与其中。虚拟实验可突破传统实验教学模式受时间、地点、方式的限制，实验的安全性高、成本低、效率高，弥补了实验场地设备不足、教学时空性的约束。虚拟实验教学不但可提供良好的人机交互，还允许学生

在出错时，自行了解错误的根源及后果，寻找解决问题的方法，教与学的灵活交互。利用网络课程资源来培养学生随时学习、自主学习和终生学习的能力，可充分调动学生的学习主动性，并将教师的教学行为由课堂上扩展到了课堂外。

运用目前已经公开的人类基因组相关数据库，快速准确地查找、识别遗传病的相关遗传学背景信息，获取世界上最新进展的医学信息及科研成果。近年来，遗传学领域的分子遗传学分支迅速发展，越来越多的致病易感基因位点和区域被筛选或定位识别。不单是单基因遗传病的致病基因被顺利定位识别克隆，一些复杂多基因遗传病，如：高血压、糖尿病、阿兹海默氏病、心脑血管疾病及肿瘤等疾病，也筛选出了众多与疾病发生相关的遗传易感标记物及药物敏感或抵抗标记物，人类对于疾病的遗传学认知达到了空前高度。

如何识别查找获取人类遗传病相关的遗传信息已经成为临床医生和基础医学科研工作者需要掌握的基本技能之一，因此，我们有必要在基础医学的教学上与时俱进，让医学生更早地接触相关知识，训练相关技能。由此，我们网络资源课程中的“虚拟实验”内容中专设了常见人类遗传病致病基因的数据库链接，主要以美国国家生物技术信息中心 NCBI 与在线人类孟德尔遗传（Online Mendelian Inheritance in Man，OMIM）数据库为主，并至少安排一次实验课的时间介绍如何利用数据库完成常见人类遗传病相关遗传学信息收集，包括遗传模式、发病率、家系连锁定位区域、在基因组上的定位信息及热点突变位置等。

二、结合临床实践，开展第二课堂教学

医学遗传学实验教学是对理论教学必要的补充和巩固，通过实验技能训练，提高实验的综合能力和实验素质，促使基础医学知识与临床实践相结合，对培养医学生的实践能力和创新思维影响更为积极。从临床角度出发，研究疾病的遗传因素、病变过程及其预防、诊断和治疗的相互关系，为将来走上临床医生岗位的临床专业学生提供从事医学实践所必需的遗传学基础知识和临床技能。实验教学具体实施上，将病例法引入到教学过程中。

一方面，由教师结合具体的病例，提出实验方案和实验过程中可能遇到的若干问题，组织学生预习课本、查阅相关资料，以团队的形式分组讨论，设计实验方案，开展实验、解决问题。并联合湖北民族学院附属民大医院，在实验内容、设计、取材紧密结合临床，取临床真实患者的血液作为实验材料，进行真实病例分析。如人类染色体显带和非显带制备。另一方面，组织学生利用假期时间开展遗传病的家系调查；进行家乡遗传病咨询、系谱绘制和分析、再发风险估计，指导学生以论文的形式完成假期调查报告。或组织学生利用假期去当地医院的妇产科与儿科等科室见习，了解引起遗传病发病的环境因素和遗传病的预防措施，与医生或患者就某种遗传病的临床症状、传递方式、发病机制、再发风险以及预后进行探讨，对患者及其亲属的婚姻和生育进行指导，这样可以大大提高医学生对遗传病预防的认知能力。

三、延伸实验内容，探索开放式实验教学

依据“国家大学生创新性实验计划指南”中提出的“兴趣驱动、自主实验、重在过程”的实施原则，提高学生的综合实践能力是医学遗传学实验教学改革的首要目标。

由此，我们在教学过程中探索并完善了开放式的实验课教学模式，即实验内容及实验时间上的“开放”。医学遗传学实验内容的选题较为广泛。在实施过程中我们的原则是只要贴近临床实践，符合医学遗传学的特点和学科发展方向的实验内容都纳入选题范围。

同时，组建实验小组时尊重学生自愿与兴趣，讲究团队合作精神，在教学中以上组为单位（每小组 5 人左右），选择有共同兴趣的实验内容，组内分工协作。实验内容确定后，以小组为单位展开讨论，制订实验计划、研究思路，并形成正式的开题报告，以班为单位组织各小组互评互议，最终由实验指导老师对实验方案把关。开题报告的主要内容包括实验意义、目的、背景，实验内容、条件、方法，实验中可能存在的问题、实验进度安排、预期实验结果等。实验过程交由学生完成，包括实验材料的准备和选择、试剂配制、实验操作、实验结果分析与小论文的撰写等。教师则为学生实验营造良好的氛围，强调实验过程中的安全、卫生和团队合作，引导学生根据实验情况不断调整实验方案，以期获得一个好的实验结果。对

于稍复杂的实验，指导教师则应加强辅导，给予更多的解释和帮助。实验数据和实验结果的整理、分析、讨论，主要由教师引导完成，为学生解惑答疑，指导学生进行数据分析，依据实验结果撰写研究性小论文。

四、完善实验考核体系，促进学生全面发展

评价与反馈是实验教学中不可或缺的环节，不少医学遗传学实验教学评价方式主要是以教师对学生理论测验和实验报告成绩的评定，缺乏较全面和较科学的量化考核标准，很少考虑学生自身评价、同学的评价及实验过程的评价，而这些评价方式对于学生获得学习成就感是非常有效的。由此，我们在医学遗传学实验课的考核方式做了些新的尝试。

首先，实验考核增加了理论考核，采用现场随机抽签的口试方式，考核对知识点回答是否清晰准确、对针对的问题是否给出正确的综合分析与总结，目的是提升学生的科学素养，调动全面学习的积极性。

其次，制订综合的实验课考核体系。考核体系包括学生实验室工作规范、实验的参与度（平时实验课的实验操作为主）、实验报告及现场操作考试，每项考核标准细节量化、多样化，并设置不同权重，考核结果按项目进行量化。实验室工作规范评价包括日常实验课是否按时到位，是否穿工作服，是否戴手套操作，选择及配制试剂是否符合实验要求，仪器设备的使用是否规范，实验完毕后实验室卫生是否按规定处理等。

目的在于培养学生严谨的科研态度及实验规范，提高学生实验操作的安全责任意识；实验参与度的考核包括实验的前期准备（如准备实验器材、配制药品、查阅相关资料等），学生互评互议，实验的具体操作过程（如操作是否正确熟练、团队合作是否积极、实验工作习惯是否规范、实验结果是否可靠等）。目的是引导学生参与到实验教学的具体考核中，通过学生的小组间互评、小组内互评以及自评等多种形式，让学生体会自己和同学之间的差距，自我约束、自我监督并积极投身于实验中；实验报告考核包括实验报告撰写是否全面、客观、

规范，结果分析是否清晰、是否有互相抄袭，结果的讨论等。目的在于培养学生的研究思路、发现问题及解决问题的综合能力；现场实验操作考试考核包括正确使用实验仪器、实验操作是否熟练规范、实验现象观察是否仔细、实验结果分析是否准确等。

近几年来，经过优化的医学遗传学实验课教学模式大力推行，为基础课与临床课的有机整合探索了一条切实可行的路子，教学改革已取得了一定的成效。随着课程建设投入逐年加大，教学资源配置更加合理，实验教学条件不断完善，这套实验教学体系将进一步得到优化，在提高医学遗传学课程的教学效果，提升学科品位的同时，必将更好地为防治遗传病、优化人口素质做出应有的贡献。

第六节　国际化背景下医学遗传学双语教学

一、国际化背景下医学遗传学双语教学开展的必要性

近年来，为了顺应快速发展的社会和经济，课堂教学逐渐向国际化的方向发展，培养既懂专业技术又懂外语的适用复合型人才，成为中国参与国际竞争的重要力量。双语教学成为我国和国际化接轨采取的一项教育措施。教育部要求各大高等院校结合学校及课程的实际情况及特点，选择性地开展双语教学。

医学遗传学是医学中发展较快的前沿学科，随着技术的不断进步和发展，医学遗传学的理论和技术更新速度较快，而医学遗传学又与临床医学有着密不可分的关系。因此，学好医学遗传学对促进现代临床医学的发展至关重要。医学遗传学的新技术和新理论只能通过阅读发表在国际期刊上的一些文章才能获得，而国际期刊的通用语言为英语，带领学生掌握一定程度的专业英语是学好医学遗传学的重要前提。因此医学遗传学的双语教学是非常必要的，希望通过双语教学可以培养学生的国际化视野、帮助学生理清科研思路、指导学生如何利用国际化网站或数据库获得目标信息，为中国的医学遗传学事业培养合格的医学人才。

二、医学遗传学开展双语教学的优势

医学遗传学的最新进展、最新研究成果或最新技术大部分发表在国际性期刊或上传至国际性网站上。鉴于医学遗传学学科的国际化性质特点，专业知识的掌握、学科前沿进展的了解及英语的应用能力都对教师和学生提出了挑战。教师和学生掌握一定程度的专业英语对学习医学遗传学至关重要。这就要求我们提高教师及学生的英语运用能力。因此医学遗传学双语教学的开展是十分必要的。作为具有来华留学生接收资格的院校，在本科生医学遗传学双语教学过程中逐渐表现出了其独特的优势：

（1）医学遗传学教师近几年承担了留学生《医学遗传学》教学，具备全英语教学的能力。

（2）本团队教师还承担了《生物信息学》课程，具备应用国际性网站和数据库准确、迅速地查找学科最新动态的能力。

（3）在医学遗传学教学过程中，本团队成员还对本科实验教学进行了改革探索，提出了“医学遗传学实验教学与科研相结合的改革”设想，以科研促进教学，将科研与实验教学有机地结合到一起；并利用第二课堂或社会实践的机会进行遗传咨询、遗传病例的收集，大大提高了学生的学习兴趣，取得较满意的效果。

（4）本科生和留学生做到了有效交流。一是，学生自发组织了英语角的活动。英语角的参与者以本科生和留学生为主，带动了本科生学英语、说英语的动力，也提高了本科生的英语水平。二是，本科生和留学生都开设了医学遗传学课程，授课教师便于组织本科生和留学生进行遗传学专业知识交流，此活动的开展可明显提高本科生的英语交流水平，为其更快适应双语教学奠定基础。

三、医学遗传学开展双语教学的前提条件

（一）教师

专业知识欠缺的教师，即使语言水平再高，也不能符合双语教学的要求。本团队教师在

进行双语教学前都具备多年医学遗传学教学经验，专业知识扎实、专业素养较高，能将专业知识全面清晰地传授给学生。

医学遗传学双语教学对教师提出了更高的要求，要求教师的英语水平及专业词汇要达到一定的熟练程度。在各校已招收了多届医学留学生，在留学生的授课过程中培养了能顺利进行医学遗传学双语教学的教师。这些教师能够灵活地运用两种语言进行思维，能运用英语熟练地进行授课。这些教师还在双语教学的模式、教材的选择、教学内容的取舍等多方面都积累了丰富的经验，并且多为一些中青年老师，在英语的应用能力、知识的更新速度、国际网站或数据库的应用等多方面都具有独特的优势，为本科生医学遗传学双语教学的开展奠定了基础。

（二）教材

选择一本合适的教材是保障双语教学质量的关键。目前，英文版教材主要有两种，一种是原版英文教材，另一种是国内专家编写的中英文对照教材。原版英文教材大都是国外著名科学家编写的，里面的图示、实例、最新医学研究成果和相关词汇更新较快，富有鲜明的时代性、开放性与全面性等特点。原版英文教材的逻辑结构比较独特、思维方式较新颖，能很好地达到刺激学生学习主动性和思辨能力的目的。原版英文教材中的语言比较标准，但学术语言和专业语言难度较大，对于教师而言，复杂繁冗的专业语句是一种挑战，应用不好，教学效果很难保证；对于学生而言，毕竟之前没有读过大量英文书籍，把这么厚的英文书中的知识学懂学好恐怕有很大的心理障碍，容易把用英文教材的原意无情抹杀。国内中英文对照教材内容是参考原版英文教材和国内教材的基础上，参照教育大纲要求编写的，完全适合中国学生的具体情况，注重知识点的精炼，做到重点难点突出、详略得当。语言精确简练，符合英语表达习惯，避免了原版英文教材语言难度大的问题，但难免出现“中式英语”“汉语思维”等现象。两种教材都有其局限性，因此我们要根据实际情况选择合适的双语教材，既要让学生掌握原版医学遗传学教材、资料中的新理论、新技术和新方法，拓宽学生的国际视野，也要符合中国学生的具体情况。

（三）教学模式

以往陈旧的教学模式不能完全适应双语教学，因此要探索完全适合双语教学的模式，是一项长远而艰巨的任务。目前学生的特点是英文水平有限，基础知识薄弱，鉴于此，教师在课堂上首先使用母语，逐渐使用浅显的英语进行部分内容教学，同时把学生感兴趣的遗传疾病编成双语案例，发给学生进行阅读和理解，以帮助学生进一步理解理论。双语教学中主要采取“保持型教学模式”，结合使用 TBL、PBL 和 CBL 等教学方法。保持型教学模式即在教学中要求学生刚进入学校时使用母语，然后逐渐地使用第二语言进行部分内容教学。在这种教学模式中，教师会用短而简单的英语句型进行教学，使学生能顺利掌握所学专业知识。

TBL 教学模式以团队为基础，提倡学生自主学习，培养学生解决问题和分析问题的能力。PBL 教学法以问题为导向的发散性思维教学方法；CBL 教学是以结果为导向的逻辑推理教学方法，在应用此教学方法时遵循以案例为基础、以问题为索引、以临床思路为主线、以相关理论知识为支撑和以整合与互动为手段等特点。这些教学模式在实践教学中，各有特点及不足，使用单一的教学模式无法使教学的效果最优化。因此根据医学遗传学的课堂特点，在教学中选择其中一种或几种教学模式进行组合，探索出行之有效的教学模式是当前进行双语教学要面临的问题之一。

为了正确实施以上几种教学模式，在教学中我们将结合各章节的内容及特点进行各种模式的探索，总结有效的方案。

1．采用 PBL 教学

在讲解本课程绪论时，采取以问题为导向，导入课程。如针对常染色体显性遗传和染色体遗传病利用简单的英语语句提出问题：Why are men baldness bald more than women？Why are symptoms of down syndrome more serious？这两种情况在现实生活中比较常见，也是学生比较感兴趣的问题。将问题提前发给学生，学生可根据问题提前预习课本知识，并查找更多的资料去了疾病的特点，鼓励学生在分组讨论或作答过程中使用英语。这种以问题为导向的方法，更容易引导学生在学习中积极地寻找答案，有效锻炼学生分析问题解决问题的能力。

2. 采用 TBL 教学

这种方法适合应用于遗传学实验教学。教师在课前布置实验课内容，学生在上课前了解内容，并充分准备材料，实验课时将学生分为多个小组，每组以 4～5 人为宜。课上发挥小组合作意识，对实验过程及结果进行讨论，最后由教师总结或点评等方式达到较好的教学效果。

3. 采用 CBL 教学

在分析遗传病家系系谱图时，可以将留学生和本科生有效组织在一个课堂中。在教学中，组织学生进行遗传咨询门诊模拟，把一部分学生当作遗传咨询门诊专家，另一部分学生作为有疾病家族遗传史的咨询者，教师作为顾问参与其中。活动中引导学生充分应用所学知识，帮助咨询者解答疑问，并对其家庭成员的婚育及生活给予科学合理的意见和建议。这样既培养了学生独立解决问题的能力，又提高了学生的外语应用水平。在以上的教学实践中，我们选择合适的教学内容，有效利用各种教学方法的优点，避免其缺点，通过教师和学生的共同努力，推动教学模式的优化改革。

（四）学生

我校临床医学已升为国家一本专业，对学生专业素质的培养也提出了更高的要求。即要求学生掌握扎实的专业知识，能在国际数据库中获得最新的医学进展和新型的技术，还要求学生能利用英语与国际友人进行面对面或在线交流，帮助他们解决实际问题，更好地传播中国的医疗卫生事业，进一步提高我国在国际上的良好信誉。

双语教学对学生素质的要求也相当高，为此我们打算单独成立双语教学班级。但本科生英语水平参差不齐，且对英文文献的阅读量较少，很难做到及时了解与医学遗传相关的最新科研进展，仅靠被动吸收，而做不到主动从文献中获取，我们双语教学的教学效果就不会达到，因此，我们要建立相应的奖励机制促进学生主动阅读英文文献。

学生对双语教学的兴趣是医学遗传学双语教学实施成功与否的又一关键因素。如果不提高学生对双语教学的兴趣，双语教学可能会限制学生学习能力的发展，降低学生对课程兴趣，甚至对该课程产生厌恶的情绪，从而使双语教学偏离发展轨道。在教学中有计划地提醒目前国际背景下学生要面对的领域形势，课堂中可以穿插指导学生使用一些全英文医学数据库查询自己感兴趣的医学遗传学话题，掌握前沿的学科动态。这种带有目的性使用英语的方法，能有效增强学生的词汇量，使词汇量的积累变得更加形象、有效，避免了传统词汇记忆方法的弊端，激发学生对双语教学的兴趣和积极性。学生一定的英语语言技能是保障双语教学正面效应的基础。当学生的英语水平能达到理解课程内容时，双语教学的正面效应才会产生。这就要求学生在正式接触专业双语授课之前，学习一些基础英语到专业英语的衔接性课程，以降低对专业双语授课的陌生度。

第七节　医学遗传学创新思维与基因组医学实践

随着社会经济的发展和临床研究及实践水平的提高，临床所面临的人类疾病发生了变化，传染类疾病已经基本得到控制，并且发病率明显下降，而遗传性疾病（包括肿瘤）的发生频率却逐年增加，甚至一些疾病类型也逐渐被人们所熟知，其中包括多基因病、染色体病和体细胞遗传病等。因此，医学生对医学遗传学这门课程的学习也变得尤为重要，掌握其基础知识必将为医学生以后的工作打下坚实基础。同时，伴随着科学技术的迅速发展，我们对医学遗传学的研究也将变得更加深入。医学遗传学是临床医学与遗传学相互渗透的一门学科，主要探讨人类遗传病发生、发展的规律，旨在为该类疾病的诊断、治疗和预防提供理论依据，是人类遗传学的一个重要组成部分。医学遗传学揭示了人类纷繁的变异库，为人类遗传学研究提供了丰富的素材。20 世纪 50 年代以来，医学遗传学有了迅猛的发展。目前，该课程的教学除了使学生掌握基础理论知识外，还要加强培养学生解决临床遗传学实践中难题的能力，这就要求我们以基因研究为导向，倡导“精准医学”，引导学生创新思维。为了达到这一目标，我们对医学遗传学教学进行改革，以加强学生对基础知识的掌握；同时培养学生思维能力、实践能力和创新能力，以提高学生综合素质为目的，激发学生对课程的兴趣，开阔学生视野。

一、打破传统教学，优化课程设置

课程设置对于学生学习至关重要可以直接影响教学质量。在如今的信息时代，涌现出更多新的学科，各学科知识互相渗透，内容繁杂重复，这就造成学科课时紧张、学生课程过多的状况，重复的内容容易导致学生产生厌烦心理，造成学习兴趣下降。这是一大教学难点。因此，对教学课程设置、教学内容等的优化必不可少。我们的目的是培养拥有系统的知识结构和较强的实践能力的高级医学专业人才，培养适应当今社会发展需要的新型医学人才，所以，我们要依照医学专业发展特点，合理设计医学遗传学课程，在有限的时间内，使学生掌握最有效实用的知识内容。在教学过程中，教师要采用案例教学法，以典型案例为基础，引导学生运用理论分析临床问题，将临床问题和基础知识紧密结合起来，结合课本，介绍发病机制及遗传病的检测原理和方法等，激发学生学习兴趣。

由于医学遗传学的迅猛发展，如今医学遗传学已经从最初的选修课转变成了必修课，授课人数和对象不断增加。为了让学生了解更多医学遗传学中最前沿的科研动态，我们开设了《医学遗传学研究进展》。这门课程没有固定的授课讲义及内容，采用每年更新授课内容的授课方式，不断补充日新月异的领域前沿的知识和技术。老师会围绕当前该领域最新研究进展，紧跟国际前沿，着眼于现代医学遗传学最新最受关注的领域，并结合各自的研究领域给学生授课。老师讲授的理论知识都在自己的科研项目进行了应用，得到的结论和遇到的问题都拿出来和学生一起讨论学习。这种教学方式打破常规，引导学生勇于放弃传统的循证医学的思维理念。以基因研究为导向，提倡“精准医学”。

《医学遗传学》与《医学遗传学研究进展》是紧密结合的两门课程。《医学遗传学》注重基础知识的教学，目的是让学生掌握扎实的基础理论知识，充实自己的知识储备，以备在将来了解前沿动态时能够更加迅速地理解消化。《医学遗传学研究进展》是对《医学遗传学》课程内容的延伸，目的是让学生了解最新研究热点，从中拓展自己的研究思路，培养创新实验思维。两门课程相辅相成，相互补充支持。

二、注重创新教育理念，培养学生创新意识

随着医学遗传学课程的不断推进，教学上我们以基因组医学为导向，着眼于精准医学，推进临床医学教育，并且利用基因组医学推进临床医学教育改革，转变医学教育的传统观念。在教学过程中，老师首先对基本概念和基本知识点进行详细讲解，让学生了解本课程重点需要掌握的内容，因为知识是培养能力的基础，只有在掌握基础知识的前提下，才有条件培养创新能力。其次由教师带动学生课堂积极性，增加互动和交流时间，从而产生共鸣。这一过程中，教学方式非常重要。课堂上，我们在采用启发式教学的同时，结合多媒体教学和案例式教学方法，通过图片和实例讲解相关知识，增加与学生的交流互动，让学生积极自主学习。例如，给学生讲授血友病时，老师将一段血友病在欧洲四国皇室流行的历史小故事作为开始，引发学生浓厚的好奇心和兴趣，使其产生寻求问题原因的欲望，然后分成小组讨论，让学生结合自己所了解的相关专业知识找寻原因。之后由老师从临床遗传病诊断角度，指导学生对皇室血友病家系进行分析，找到疾病遗传规律，引导学生理解 X 伴性隐性遗传的遗传特征，并相互交流，共同探讨。最后老师对探讨结果做出总结，并通过图片让学生了解血友病临床表型，结合目前研究现状介绍血友病的检测、诊断和治疗方法。

在课程建设中，我们将创新理念纳入教学目标，而思维转变及其在知识中的运用是创新的核心所在。深化大学创新教育改革首先必须明确创新教育理念，而这在很大程度上取决于如何理解创新及其与知识运用之间的关系。创新性学习除了要给学生传授现成的知识，更重要的是引导学生对未知领域进行探索，通过后天培养和学习，使创新潜能得以释放，从而自

己去寻找独创性的解决问题的方法。例如，我们增加讨论课，在讲解某一课程内容的同时，结合授课教师正在进行的研究项目，围绕专业研究方向，进行讨论。老师首先提出问题，让学生分组讨论并设计方案，最后由部分小组展示讨论结果。在这个过程中，教师作为参与者能更好地发挥领路人的作用，而学生的科研思维也能得以锻炼，能将课堂中的知识更加系统化地应用到现实案例中，充分发挥创新能力，展示创造才能。

创新源于实践。我们利用实验室平台安排学生见习，通过见习，使学生深切认识到实验室的科学技术可以很快地转化到临床，直接为临床服务，这极大地激发了学生的学习兴趣；利用大学生创新创业平台，引导学生进入科研实验室，参加科研项目，将知识学以致用，培养科研思维，启发创新理念，利用科研思维及课堂知识解读临床所遇到的问题，加深对知识的理解程度，开拓科研新领域。我们最终确立以临床应用为导向、科研带动教学、培养创新人才的思路，通过这些方式，将教学、科研、临床三者紧密结合，为学生今后发展打下坚实基础。

三、注重成果应用，培养创新实用型人才

教学工作的每一次变革都是为了让学生能接受更多科学的、新颖的知识，能够在已有的实践平台上进行创新，改变固有思想和认知。作为一名教育工作者，“授之以鱼不如授之以渔”，除了给学生传授课本知识，我们还应该循序渐进地培养学生自学能力和实践能力。我们要有效汇集、整合校内外优质创新资源，将学科的优势、师资的优势、科研的优势，通过一系列的举措转化为创新创业人才培养的优势，培育综合素质高、创新创业能力强的人才。因此，医学遗传学教学改革需要做到的不只是理论，更应该是积极实践、注重成果应用。

随着国家综合实力的增强和医学技术的快速发展，医学生素质不断提高，新型技术人才成为促进医学不断发展的动力。面对医学领域的需求，我们需要培养更多实践技能与学术研究相结合的应用创新型青年人才。大学生是我国创新型人才的资源储备库，其创新能力对国

家的创新水平以及创新社会建设产生重要的影响。在大学生的创新能力构成中，科学研究能力是其重要的组成部分，也是提升学生创造性思维的关键因素。我们要强化学生科研创新能力培养，不断增强大学生分析问题以及解决问题的能力，为其未来就业奠定基础。

在科研实践培养上，我们除了注重基础知识、鼓励学生打破传统思维模式之外，通过申请大学生创新课题等形式，在团队成员的指导下，使本科生积极参与项目；同时，还让本科生积极参与到教师申请的项目中。近 5 年来，学生参与 973 计划项目，863 计划项目、国家自然科学基金项目、省部级项目等百余项。教学过程中，学校积极引导学生参与遗传病的教学实践，在课程体系和本科生中间建起实践的桥梁，使学生在科研实践和临床实践中获益匪浅，培养学生的创新思维，增强学生动手能力，提升其创新意识和科研意识。

大学是高水平人才培养的基地，所培养的高素质创新型人才直接关系到国家实力的提升和社会经济的发展。而传统教育模式下培养的大学生已经无法适应现代经济社会的发展需要。医学遗传学作为一门发展迅速的学科，其具备的前沿性及时代特点要求我们与时俱进发展与创新。我们需要不断摸索新的教育模式，不断更新教育理念，敢于打破传统思维，不断采取优化课程设置、改进教学方式等措施，培养新时代社会所需要的基础扎实、能力强大、知识广泛、思维活跃的创新实用型医学人才。

参考文献

[1]张岩，周好乐.临床案例在医学遗传学教学中的应用[J/OL].基础医学教育，2018（11）：937-940[2018-11-20].

[2]米亚静，张妮，刘洁，等.混合式教学在医学遗传学教学中的实践与思考[J/OL].基础医学教育，2018（11）：941-943[2018-11-20].

[3]杨粤军，胡琦，叶合生.留学生医学遗传学全英文授课教学初探[J/OL].基础医学教育，2018（11）：1004-1006[2018-11-20].

[4]李慕，文平，付晓."医学遗传学"课程非标准答案考试改革初探[J].科教文汇（上旬刊），2018（10）：73-74.

[5]杨玲，陈莉，王勇波，等.基于遗传学家故事的医学遗传学"课程思政"的设置与实践[J].中国优生与遗传杂志，2018，26（09）：127-128.

[6]陈德富，卢大儒，张飞雄，等.中国遗传学教学 40 年发展及展望[J].遗传，2018，40（10）：916-932.

[7]霍春月，吴常伟."精准医疗"背景下医学遗传学创新思维的培养[J].卫生职业教育，2018，36（16）：23-24.

[8]宋小青，魏会平，董明纲，等.TBL 教学模式在医学遗传学双语教学中的应用和体会[J].医学研究与教育，2018，35（04）：76-80.

[9]抗晶晶，刘晓宁，薄惠.TBL＋LBL 在医学遗传学教学中的应用初探[J].广东化工，2018，45（15）：248-249.

[10]苏立宁，董明纲，魏会平，等.浅谈国际化背景下医学遗传学双语教学[J].教育现代

化，2018，5（33）：204-206.

[11]刘洁，米亚静，张妮，等.精准医学下的医学遗传学本科实验课程方案[J].吉林医学，2018，39（07）：1394-1395.

[12]宫磊，武其文，胡卫华，等.转化医学理念在医学遗传学教学中的体现[J/OL].生物学杂志[2018-11-20].

[13]赖燕燕，李日伦，蒋昀靓，等.医学遗传学课程融入人文教育的实践研究[J].教育现代化，2018，5（17）：262-263.

[14]梅秋芳，吴常伟，任丽丽.医学遗传学第二课堂教学应用研究[J].医学信息，2018，31（08）：18-19+22.

[15]杨元元.基于临床实践能力提升的医学遗传学实验教学改革初探[J].广西中医药大学学报，2018，21（01）：102-104.

[16]曹青，刘晨.医学院校基础医学专业医学遗传学教学改革探讨[J].教育教学论坛，2018（10）：97-98.

[17]王晓黎，杨真勇，李飞，等.偏远基层地区医院医护人员的医学遗传学课程培训研究[J].继续医学教育，2018，32（02）：2-5.

[18]曾繁荣，王娅，俞楠，等.本科临床医学专业医学遗传学试卷分析与评价[J].教育现代化，2018，5（09）：270-271.

[19]谢健，赵永霞，张志敏.基于微信公众号构建《医学遗传学》移动网络教学平台的研究[J].教育现代化，2018，5（04）：130-131.

[20]王涛，卜晓波，韩彦龙，等.微课在医学遗传学教学中的应用研究[J].中国医药科学，2018，8（01）：46-49.